小説みたいに楽しく読める

脳科学講義

大隅典子

羊土社

はじめに

こんにちは！　神経発生学を研究している大隅典子と申します。本書を手にとっていただきありがとうございます。

皆さんはきっと〝脳〟や〝こころ〟に興味をもっている方だと想像します。私たちが生きていくためには、さまざまな臓器が働いていますが、なかでも脳は司令塔としての役目があります。こころは脳だけで生み出されているとはいえませんが、脳の働きなくしてこころが成り立つとは思えません。

本書は、そんな脳に興味のある方への入門書です。脳科学への一般市民の関心は高いので、世のなかには脳に関する書籍が多数、出回っています。ところが、その多くは遺伝子や細胞レベルでわかってきたことについては、あまり触れられていません。また、脳の細胞のなかで神経細胞（ニューロン）よりも数の多いアストロサイトなどのグリア細胞についても、あまり取り上げられてきませんでした。そこで本書では、筆者の分子生物学や発生生物学のバックグラウンドをもとに、バランスのよい記載を心がけて執筆しました。

また本書では、ただ教科書的に事実を記載するのではなく、なるべく研究を行った科学者たちの横顔が浮かぶようにお話ししたいと考えました。科学の営みも人間が行っています。

本書を読んだ若い方々が、「将来、自分も脳科学者・神経科学者になりたい！」と思ってくださったら、とても嬉しく思います。

筆者はこれまでに、『心を生み出す遺伝子』（岩波現代文庫）という訳書、『脳からみた自閉症「障害」と「個性」のあいだ』（講談社ブルーバックス）や『脳の誕生―発生・発達・進化の謎を解く』（ちくま新書）という一般書を執筆してきましたが、脳科学、神経科学の研究のスピードは加速しています。そこで、本書の最終章では「脳科学研究のいま」として、研究に欠かせない「光遺伝学」というツールや、脳の進化やブレインテックに関する最新の研究成果なども盛り込んでいます。

これまでの『小説みたいに楽しく読める』シリーズの生命科学や免疫学の本と同様、わかりやすい図解があることも本書の大きな特徴です。ぜひ、最後まで楽しんでいただけたらと願います！

目次

はじめに　3

第1章　脳の構造と機能のおはなし……9

1 脳とこころ　10
2 脳の解剖　12
3 脳の構造や機能の理解を進めたテクノロジー　18
4 脳の役割分担　30
5 学習と記憶　38

第2章　さまざまな動物の脳と脳をつくる細胞のおはなし……43

1 脳をもつ動物／もたない動物　44
2 脳のサイズと知能　47
3 脳を形づくる細胞たち　53

4 脳の細胞と他の臓器の細胞の違い 56
5 脳はなぜ柔らかいの？ 59
6 神経伝達の要所としてのシナプス 63
7 素早い神経伝達のための「ケーブル」 68

第3章 脳の発生のおはなし 73
1 はじまりは「管」 74
2 神経管の中の〝お母さん細胞〟？ 80
3 多様な神経細胞はどうやってつくられる？ 88
4 神経細胞の位置はどうやって決まる？ 95
5 神経回路のつくられ方 104

第4章 脳の発達と老化のおはなし 125
1 グリア細胞の産生 126
2 シナプスの「刈り込み」 134
3 「臨界期（りんかいき）」のしくみ 139

4 いくつになっても脳細胞はつくられる 143
5 脳の発生・発達の異常と神経発達障害 146
6 脳の老化と精神疾患 153

第5章 脳科学研究のいま

……163
1 光で神経回路を操作する 164
2 脳のシワはどうやってできる？ 171
3 ヒトの大脳皮質はどのようにして〝ハイスペック〟になったのか？ 176
4 脳と腸と免疫の大事な関係 188
5 新型コロナウイルス感染症による嗅覚障害 198
6 ブレインテック最前線 201

おわりに 210
さくいん 212

コラム

❶脳の性差　16／❷脳科学に貢献したフィニアス・ゲージの脳損傷　22／❸脳は数%しか使われていない？　27／❹右脳人間・左脳人間？　29／❺中枢神経と末梢神経　35／❻アインシュタインの脳はどこが違う？　51／❼神経誘導の実体　78／❽神経堤細胞の魅力　80／❾神経堤細胞の移動と末梢神経系の形成　102／❿「スマホ脳」は大丈夫？　137／⓫お酒と脳　158

第1章

脳の構造と機能のおはなし

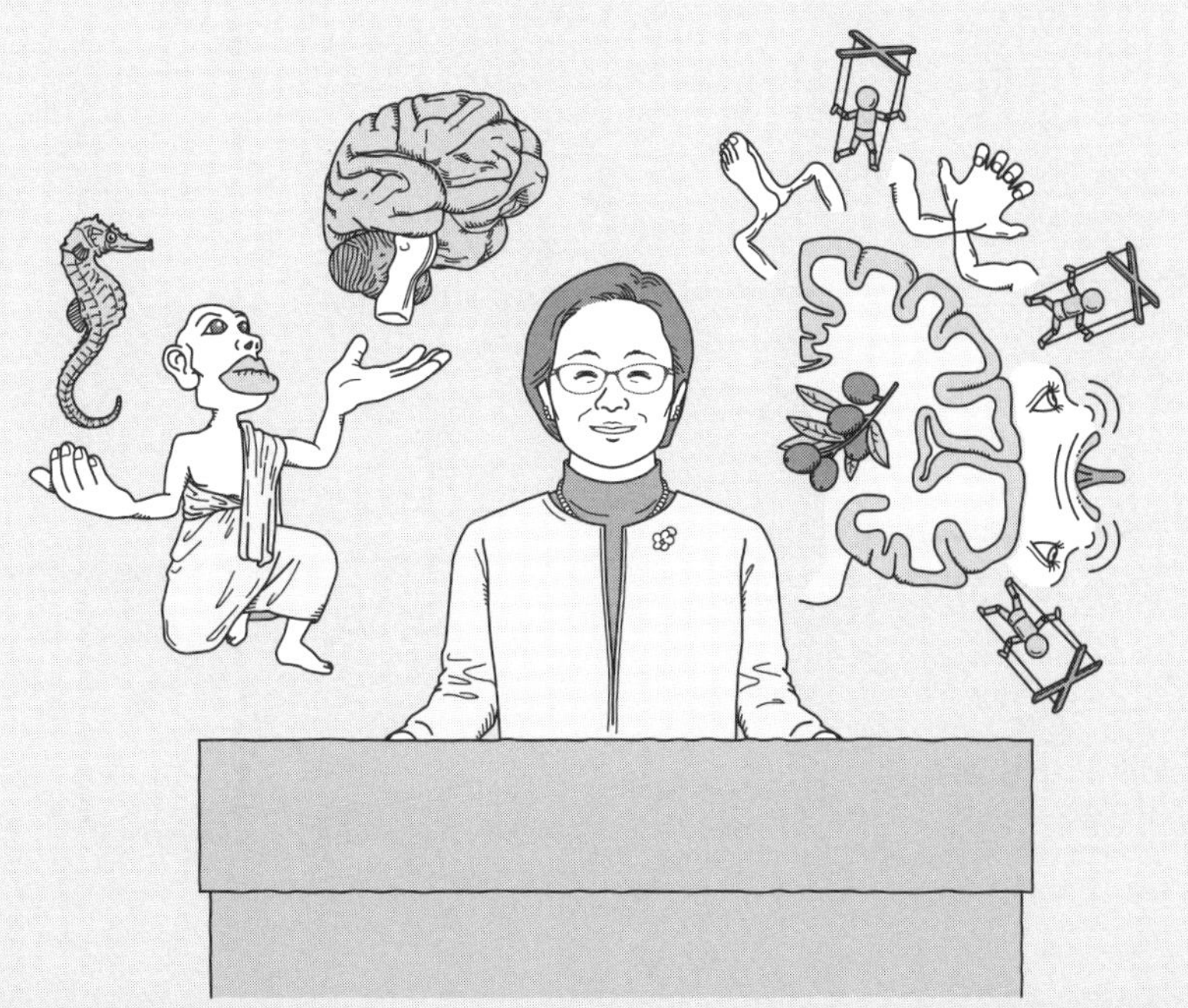

1 脳とこころ

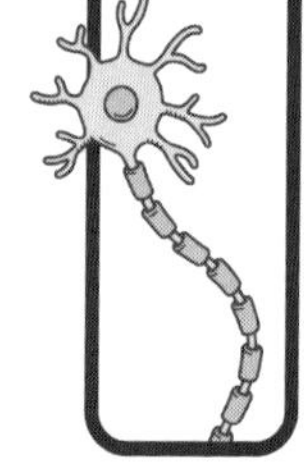

私たちが脳について関心が高いのはなぜでしょう？　それは漠然と、**脳が「こころ」を理解する近道ではないかと思っているからなのではないでしょうか**？　肝臓や腎臓よりも、脳の働きがこころの有りようを反映しているように感じられます。

古代の人々にとっても、こころは大きな関心事でした。歴史上、最初の文字とされる楔形（くさびがた）文字を用いた紀元前二五〇〇年頃のメソポタミアの人々がこころをどのように考えたのかは、残念ながら粘土板に残されていません。古代エジプトでは、こころは心臓にあると考えられていました。確かに、こころがときめくと心臓の鼓動が速くなることを実感できますね（実際には、これは自律神経系の働きです）。紀元前四二七年にギリシャのアテナイに生まれた哲学者のプラトンは、こころは脳に宿ると考えていたのですが、紀元前三八四年生まれのアリストテレスは、心臓に宿ると説きました。

時代が下って、一七世紀を代表するフランスの哲学者ルネ・デカルトは、「我思うゆえに我あり」という有名な言葉を残していますが、精神と身体が実在的に区別できるという「二元論」を展開しました。ただし『情念論』では、精神と身体とは脳の奥の「松果体（しょうかたい）」という部

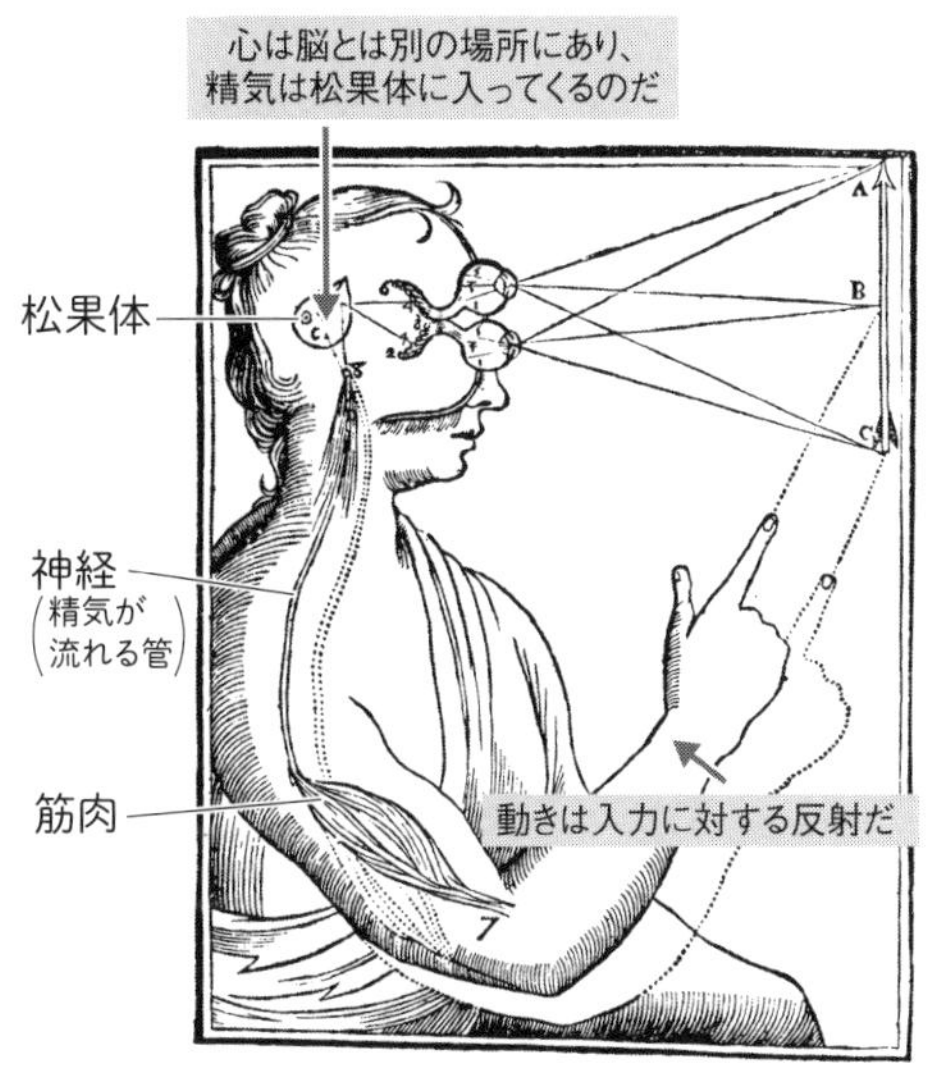

図1-1　デカルトの考えた脳

▶「改訂版　もっとよくわかる！脳神経科学」（工藤佳久／著）、羊土社、2021をもとに作成。

分で分かち難く結びついている、という苦肉の説明をしています（**図1-1**）。ともあれ、近代的な解剖学が発展しはじめた状況が反映された考え方だと思います。

一方、日本語では「腹黒い」「腹を割って話す」「腑に落ちない」「肝が据わる」など、人格やこころの営みにかかわる言葉に「内臓」が多く使われていますね。試験前にお腹が痛くなるという経験をもつ方にとっては、精神状態が消化器系に影響することは強く実感されることでしょう。このような「過敏性大腸症候群」とよばれる病気については、「脳―腸相関」という研究分野で扱われます（第５章参照）。たしかに、こころが脳の機能だけから生まれているとは考えない方がよいのではないかと思います。

他方、ヒトの脳の機能やそれを支える構造を理解することは、私たちのこころを知るうえで、大きな手がかりになることは確かです。こころそのものを客観的に〝測定する〟ことには、いまだ困難が伴いますが、脳の構造や機能であれば、科学的に検証することが可能というメリットもあります。では、この章では脳の構造と機能についてお話しましょう。

2 脳の解剖

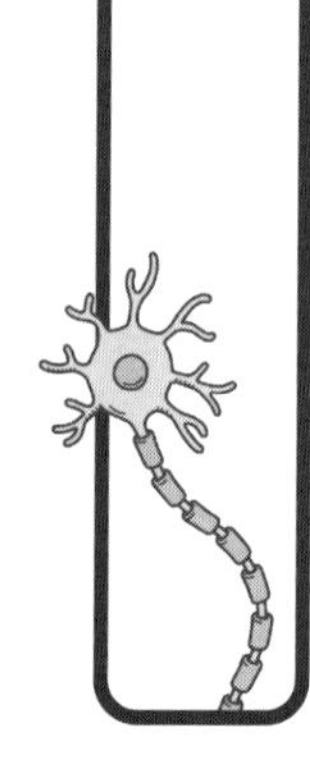

すでに紀元前三世紀に、エジプトのアレクサンドリアで解剖が行われた記録は残っていますが、世界最古の大学とされるイタリアのボローニャ大学では、一三〇四年に医学教育として公開解剖が開始されました。より近代的な解剖学は一六世紀頃にはじまったとされています。ベルギーのブリュッセルに生まれたアンドレアス・ヴェサリウスは、ローマ時代に刊行されたガレノスの教科書を読むだけでなく、実際に眼でみることが大事であるとして、パドヴァ大学などで自ら解剖実習を行うとともに、一五四三年に『ファブリカ（De humani corporis fabrica 人体の構造）』とよばれる全七巻の人体解剖図譜を刊行しました。**図1-2**はそのなかの脳の挿絵ですが、その正確さに驚きます。『ファブリカ』らしき図譜は、光と影の

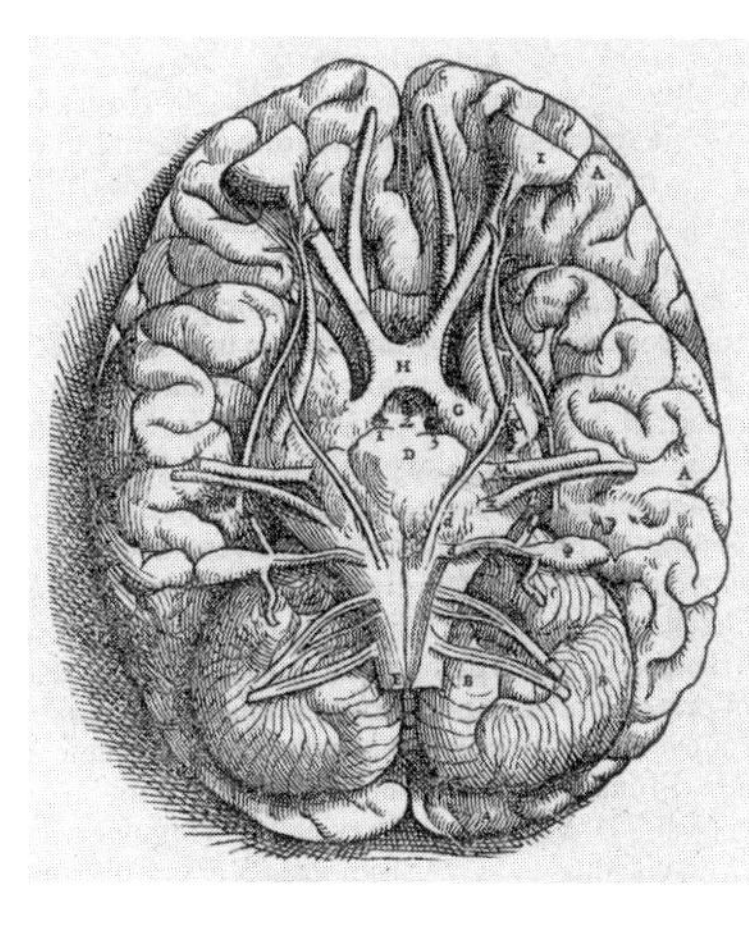

図1-2　脳底部

▶ Wikipedia（https://commons.wikimedia.org/wiki/File:1543,_Andreas_Vesalius%27_Fabrica,_Base_Of_The_Brain.jpg）より引用。

画家として有名なオランダのレンブラント・ファン・レインによる一六三二年の油彩『テュルプ博士の解剖学講義』にも描かれています。

では、私達も解剖を行うように、脳の構造をみてみましょう。まずは外観です（**図1-3**）。脳は正面からみるとほぼ左右対称な構造にみえます。シワの刻まれた大きな「大脳」と、それよりは小さな「小脳」があり、その内側には「脳幹」と称される部位が隠れています。大脳のシワの〝溝〟の部分は「大脳溝」、凸になった部分は「大脳回」とよばれます。また脳の表面には、多数の血管が走っています。脳は膜に包まれていて、これを「髄膜」とよびます。より細かくいうと、頭蓋骨に付着している硬膜と、脳の表面に密着した軟膜、その間のクモ膜の三層構造になっています。脳を裏返すと、多数の血管とともに、脳神経の基部（根）が何本も両側に伸びているのがわかりま

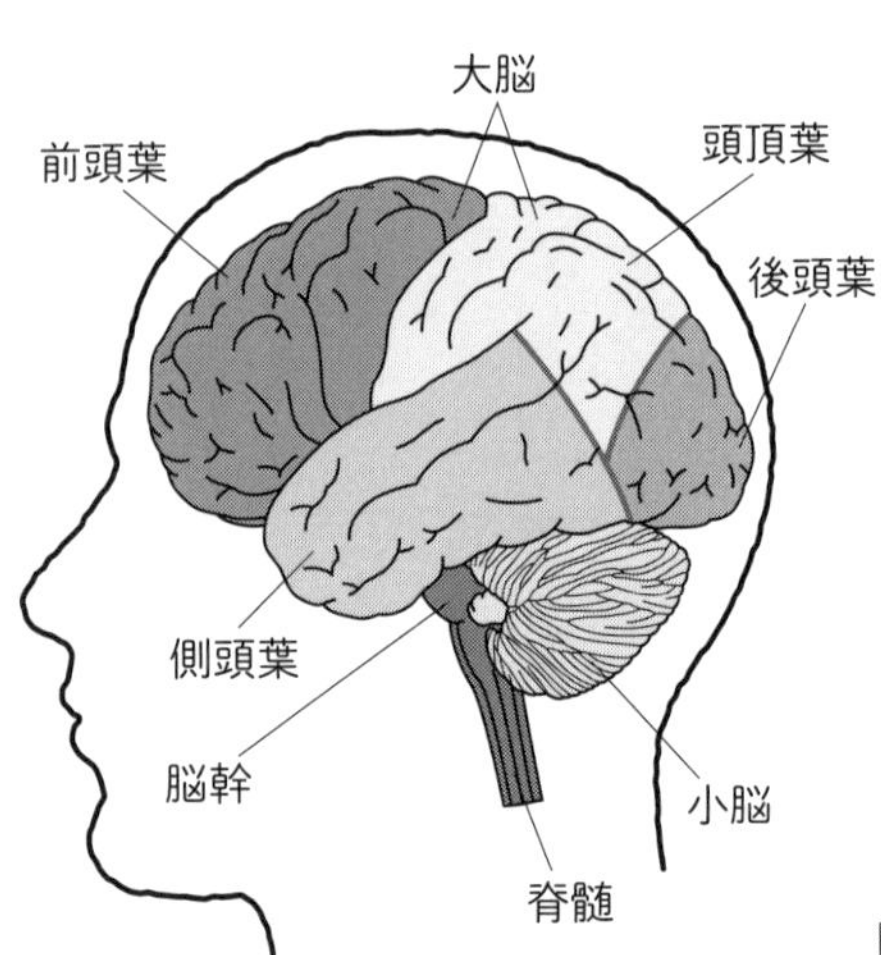

図1-3　脳の外観

す。また、「脳底部」には「大脳動脈輪」とよばれるリング状の血管や、「視交叉」とよばれる網膜からの視覚情報を伝える神経束がX字型に交差している様子もみえるでしょう（**図1-2**）。

次に脳の内部をみてみましょう。医学部生・歯学部生が行う「脳解剖実習（あるいは神経解剖実習）」では、脳刀という刃物を用いて脳を真ん中で真二つに切断します。断面には第三脳室が現れ、視床、視床下部などがみえます。「脳梁」が左右の大脳半球を繋いでいたこともわかるでしょう（**図1-4**）。ここからは丁寧に、種々の脳部位を剖出する作業を行っていきます。どのような順番で脳を解剖していくとよいのかが、四世紀にわたる近代解剖学の知恵として蓄積されており、実習書にはその手順が記されています。主な部位として、「島」「レンズ核」「放線冠」、より内側には「海馬」、さらに細かい部位としては、脳幹で横断

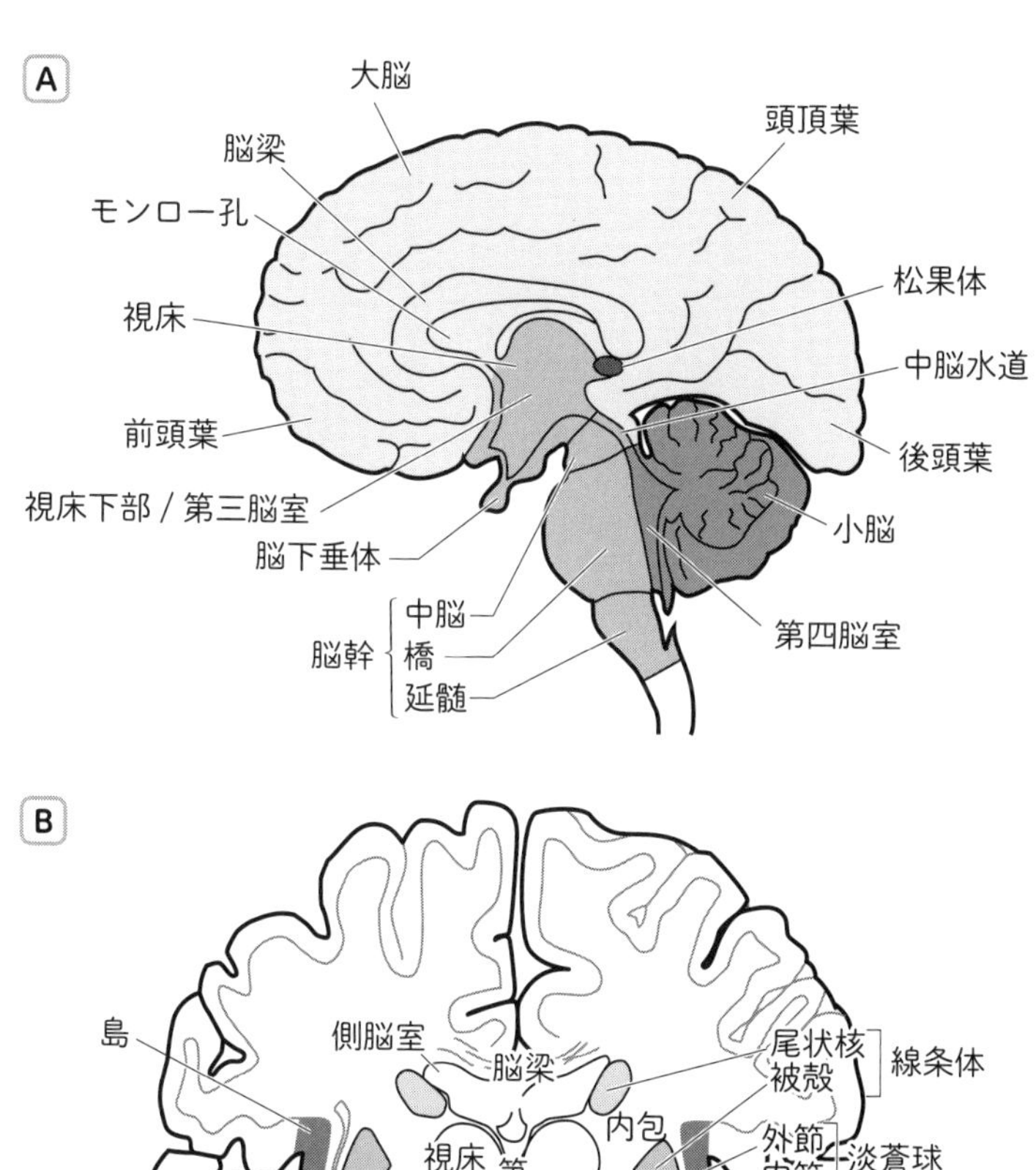

図1-4　大脳半球の内側面

A）矢状断：脳を右脳と左脳で分ける切り方。

B）冠状断：鼻側と後頭部側で分ける切り方。

面（**図1-4A**）を観察すると、「中脳」部分には「赤核（せきかく）」や「黒質（こくしつ）」が、脊髄につながる「延髄（えんずい）」部分、「オリーブ核」「孤束核（こそくかく）」などがみえます。

多くの解剖学用語は〝見た目〟の通りに名付けられています。海馬はタツノオトシゴのようにみえる、オリーブ核はオリーブの実のような格好をしている……という具合です。解剖の講義や実習で辟易することは、覚える部位の名前の数が半端なく多いということなのですが、**これは発見した解剖学者の愛の印だと学生さんには伝えています**。可愛いわが子に名前を付けるのと同じです。また、同じモノをその場でみている場合には「ここが…あそこが…」と指差して示すことができますが、時空の隔たる人に何かを伝えたい場合には、その部位を示す〝名前〟があると、相手も「あぁ、〝海馬〟が萎縮しているのですね」と、瞬時に理解できるのです。

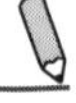

❶脳の性差

『話を聞かない男、地図が読めない女』という一般書は大ヒットしました。実際には、女性でも方向感覚に優れた人もいれば、男性でも道に迷いやすい人もいます。いったい、脳にはどの程度の性差があるのでしょうか？

脳の重さでいえば、平均的には、日本人の成人男性では一三〇〇〜一五〇〇グラム、女性では一一五〇〜一三五〇グラムの範疇に約六五％が含まれるとされ、女性

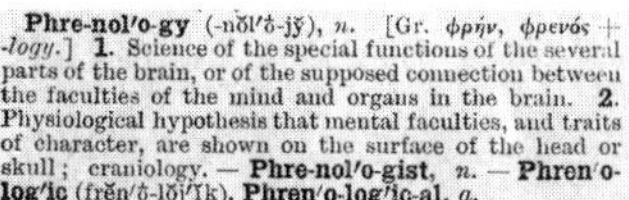

Phre-nol′o-gy (-nŏl′ō-jў), *n.* [Gr. *φρήν, φρενός* + *-logy.*] **1.** Science of the special functions of the several parts of the brain, or of the supposed connection between the faculties of the mind and organs in the brain. **2.** Physiological hypothesis that mental faculties, and traits of character, are shown on the surface of the head or skull; craniology. — **Phre-nol′o-gist,** *n.* — **Phren′o-log′ic** (frĕn′ō-lŏj′ĭk), **Phren′o-log′ic-al,** *a.*

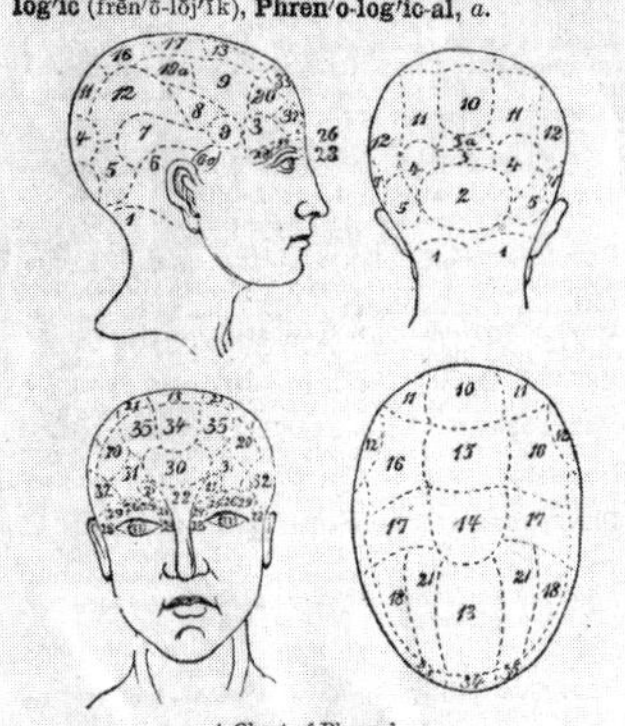

A Chart of Phrenology.

1 Amativeness · 2 Philoprogenitiveness ; 3 Concentrativeness ; 3 *a* Inhabitiveness ; 4 Adhesiveness ; 5 Combativeness ; 6 Destructiveness ; 6 *a* Alimentiveness ; 7 Secretiveness ; 8 Acquisitiveness ; 9 Constructiveness ; 10 Self-esteem ; 11 Love of Approbation ; 12 Cautiousness ; 13 Benevolence ; 14 Veneration ; 15 Firmness ; 16 Conscientiousness ; 17 Hope ; 18 Wonder ; 19 Ideality ; 19 *a* (Not determined) ; 20 Wit ; 21 Imitation ; 22 Individuality ; 23 Form ; 24 Size ; 25 Weight ; 26 Coloring ; 27 Locality ; 28 Number ; 29 Order ; 30 Eventuality ; 31 Time ; 32 Tune ; 33 Language ; 34 Comparison ; 35 Causality. [Some raise the number of organs to forty-three.]

図1-5　骨相学による脳の地図

▶Wikipedia：骨相学（https://ja.wikipedia.org/wiki/骨相学）より引用。

問　骨相学とは？

一九世紀のヨーロッパで「骨相学」が流行ったことがありました（**図1-5**）。その祖とされるのはドイツの医師かつ解剖学者フランツ・ヨーゼフ・ガルです。ガルは、診察や解剖を通して「同じような精神的傾向をもっている人は頭の形が似ているのではないか」と考えて、犯罪者や聖職者の頭の形を詳細に観察したのです。その結果、例えば、犯罪者の頭の形として耳の上部が膨らんでいるという共通点をみつけ、脳のこの部位に犯罪傾向と関係する機能があるものと推測しました。一方、神父には頭頂部が出っ張っている人が多いことを見出し、脳の頭頂部に宗教心を司る機能が宿ると想像しました。

ガルの骨相学は、当初、「こころは神がつくったものである」というキリスト教の教義からは異端とされ、さらに全く科学的に根拠のない説であったにもかかわらず、イギリスなどを中心に広がっていきました。人種の差など、植民地支配に関して利用するのに都合がよかったという側面もあったかもしれません。イギリスの哲学者ジョン・スチュアート・ミルは徹底的に批判しましたが、ヴィクトリア女王が自分の子どもを骨相学者に診察させたり、市民も結婚相手の選定や就職志願者の適性判定などに骨相学を利用したりしていたといいます。早くも一九世紀前半にフランスの実験心理学者ピエール・フローレンスが、動物実験により、ガルが提唱した脳の領域を破壊しても、該当するような行動の変化は生じないという批判を行っていますが、ようやく二〇世紀半ばになって骨相学が廃れるようになったのは、**より科学的な方法で脳についての理解が進んだからでした。**

問 どのようにしたら脳の構造や機能を調べられる？

脳をみる：CTとMRIの開発

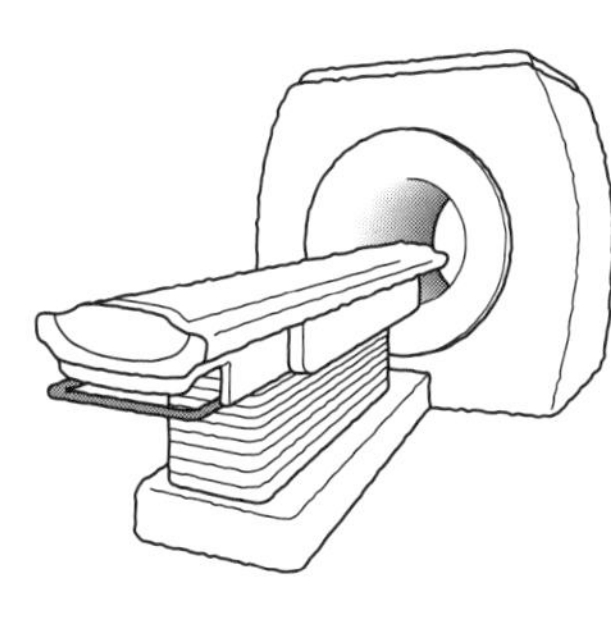

図1-6　MRI装置

一九世紀末、ドイツの物理学者ヴィルヘルム・コンラート・レントゲンが、真空放電現象などを研究する過程でＸ線を発見します。これは今日でも、生体組織を外から観察できる方法として、さまざまな医療応用がなされており、皆さんも例えば胸部レントゲン写真などを撮られたことはあるでしょう。でも、レントゲン撮影は二次元投影された画像で、いわば〝影〟をみていることになります。したがって、複雑な三次元構造を有する脳の情報を読取るには、アメリカの物理学者アラン・コーマックによる「コンピュータ断層撮影法（ＣＴ）」の発明まで待たなければなりませんでした。Ｘ線ＣＴ装置は、一九六八年にイギリスの電子技術者ゴッドフリー・ハウンスフィールドによって開発され、コーマックとハウンスフィールドは一九七九年にノーベル生理学医学賞を受賞しています。

一方、二〇世紀半ばの物理学の発展の結果、「核磁気共鳴（ＮＭＲ）」という現象を利用して生体内部の情報を画像にする方法、すなわち「磁気共鳴画像法（ＭＲＩ）」という技術が開発されました。これは、高周波の磁場により人体内の水素原子に共鳴現象を起こさせ、その際に発生する電波を受信し、得られた信号データを画像に構成するという手法です。MRIは水分量が多い脳や血管などの部位を診断することに適するという大きな利点がありました。MRI装置の中にはコイルや強力な磁石が搭載されており、現在では七テスラもの超電導電磁石が用いられるものもあります（**図1-6**）。MRI装置は一九八〇年代くらいから実用化され、腫瘍のある部位や大きさなどを診断することに利用できるようになりました。その結果、二〇〇三年のノーベル生理学医学賞は、アメリカのイリノイ大学のポール・ローターバーとイギリスのノッティンガム大学のピーター・マンスフィールドに授与されました。後で詳しく説明しますが、日本人研究者もこの分野の発展に大きく貢献しました。

MRIの登場によって、生きている人間の脳の構造を調べることができるようになったのは、画期的なことでした。このような方法は「非侵襲的」とよばれます。MRIでは原理的に脳の機能はわかりませんが、脳卒中の患者のMRIを撮像し、脳出血や脳梗塞に侵された脳の部位と、患者の症状を突き合わせることによって、脳の機能を理解することは可能です。

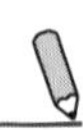

❷脳科学に貢献したフィニアス・ゲージの脳損傷

実は、脳の機能に関しては、MRIの発明よりもずっと以前に、患者の脳損傷の様態から得られる情報も大きな意味がありました。一八四八年にアメリカのフィニアス・ゲージという鉄道建築技術者が、作業中に大きな事故に見舞われました。鉄の棒が顔の横から入り、左目の後ろから頭頂部に突き抜け、前頭葉に大きな損傷を負ったのです。生命の維持に必要な脳幹部分は保たれていたために、ゲージは生き延びたのですが、事故以前と性格がすっかり変わってしまった、という報告が担当医のジョン・マーティン・ハーロウによって一九六八年になされ、これは認知心理学分野に大きなインパクトを与えました。前頭葉が、適切な判断をしたり、抑制的なふるまいにかかわることが推察されたのです。（ただし、今日ではゲージが本当に性格が変わったのかどうかについて、疑問視もされています。）

同様に、一九五七年にＨＭというイニシャルで症例報告されたてんかん患者の場合は、難治性のてんかん発作を防ぐために、内側側頭葉の一部とともに海馬や扁桃体のかなりの部分を切除する手術を受けました。その後、ＨＭは新しい記憶を定着させることができなくなりました。このことから、切除された部位である海馬が記憶に必要であることがわかってきました。

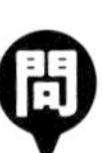

脳の小人（ホムンクルス）とは？

より研究的な側面から、果敢にも「侵襲的」なアプローチをとった研究者がいました。一九三三年にカナダの脳外科医であったワイルダー・ペンフィールドは、てんかんを患う患者

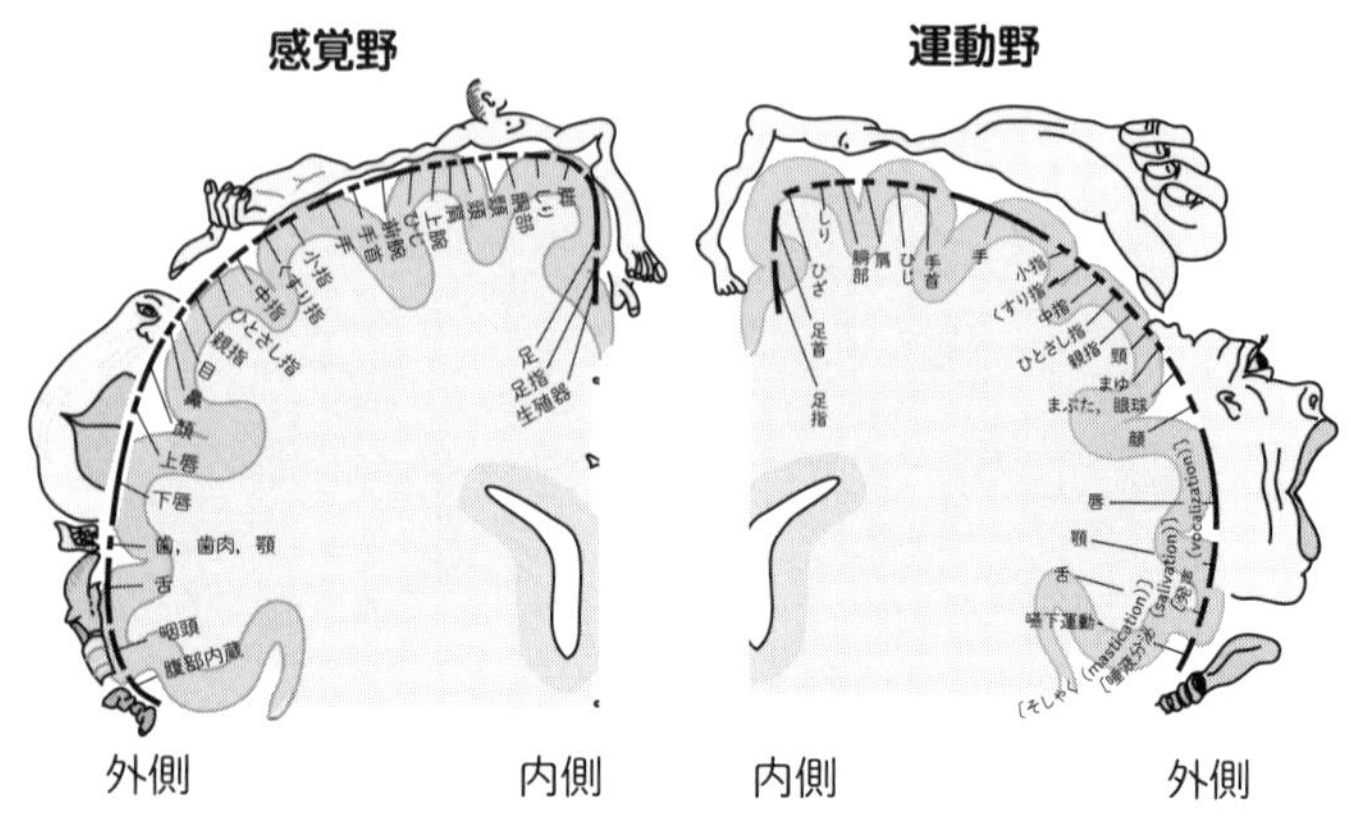

図1-7　ホムンクルスの図

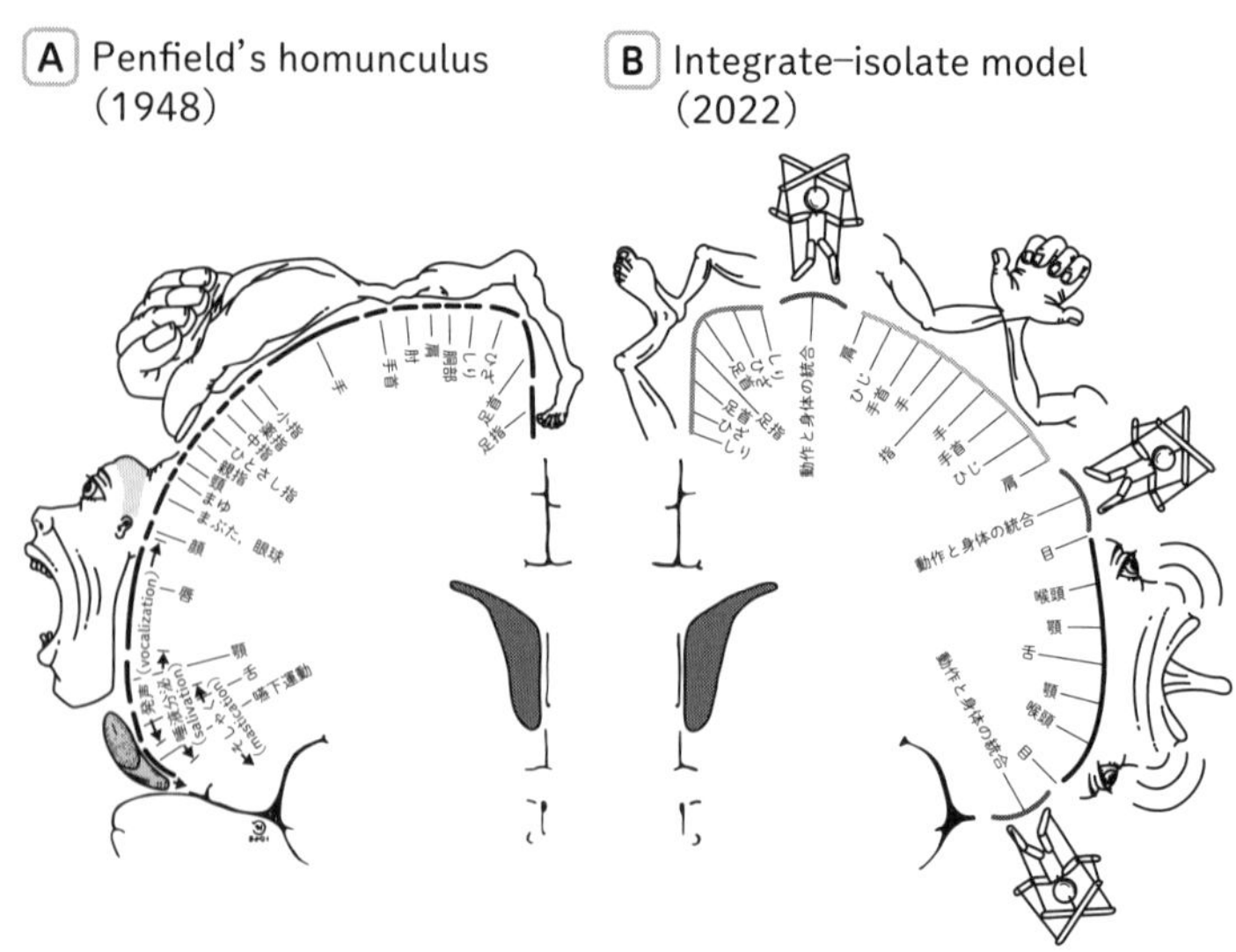

図1-8　描き直されたホムンクルスの図

左のもとのホムンクルスの図に対して、右の描き直された図では、運動野に動きと体の統合に対応する領域があることを示している。

▶ Gordon EM, et al：Nature, 617：351–359, 2023 より引用。

の開頭手術の際に、脳を電極で刺激すると、さまざまな反応が生じることに気づきます。もともとは、てんかん発作の中心となる部位を明らかにするために行ったのですが、脳自体は痛みを感ずることがなく、意識のはっきりした状態で調べることができるのです。

ペンフィールドはこのことを応用して、被検者の大脳皮質のさまざまな部位を刺激して、例えば、どの指が動くか、あるいは、どのあたりに刺激を感じるかを調べ、大脳皮質の運動野と体性感覚野がどのように身体部位と対応しているのかを明らかにし、これを**図1-7**のような絵として描きました。ホムンクルスとは「小人」という意味ですが、相対的に指先や顔、特に口の周囲に対応する大脳皮質の領域が広いことがわかります。ごく最近、このホムンクルスの図をアップデートする新たな論文が発表されました。この研究によれば、運動を統合する領域が一次運動野に存在することが示されています（**図1-8**）。

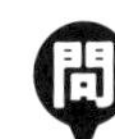

脳科学者が脳活動について解説するとき、何をみている？

さて、前述のＭＲＩを脳機能の解明に応用できることを見出したのは、当時、アメリカのベル研究所で研究していた物理学者の小川誠二でした。小川は一九九〇年に、生きているマウスの脳血管をＭＲＩで撮像し、血管近傍の信号が酸素の飽和度に依存して変化するということを発見しました。すなわち、血液中で酸素と結びついた酸化ヘモグロビンが脳の細胞に

表1-1　脳機能の解析方法

	脳波	脳磁図	SPECT	PET	fMRI	NIRSi
空間分解能	悪い（不明確）	中等度程度	やや悪い（>1～2 cm）*	中等度（>0.5～1 cm）*	良好（>0.5 mm）*	悪い（約2.5 cm）
時間分解能	良好（20～30 msec）	良好（2～3 msec）	悪い（1～2回/日）	中等度（> 数分）	良好（>0.5 秒）**	良好（>0.5 秒）**
侵襲	無し	無し	静脈注射 微弱な放射線	静脈注射 微弱な放射線	無し	無し
測定しているもの/想定できるもの	神経細胞の活動の集合を頭皮上から記録	神経細胞の活動の集合	局所脳血流量（rCBF）	局所脳血流量（rCBF） 局所脳酸素代謝（rCMRO2） 局所脳糖代謝（rCMRglu） など	局所脳血流量の相対的変化（BOLD 信号）	局所脳血流量の相対的変化
絶対値 or 相対値	慣用的に絶対値	慣用的に絶対値	相対値	相対値 or 絶対値	相対値	相対値
記録の簡便性など	簡便 被験者の多少の動きは許容	非簡便 被験者は不動	やや非簡便 被験者は概ね不動	非簡便 被験者は概ね不動	やや簡便 被験者は厳密に不動	簡便 被験者の多少の動きは許容

＊形態画像との対応や標準脳への展開などを含む最終的な分解能。

＊＊これはBOLDの変化は血流の変化を反映しているので反応が遅いことを考慮した生物学的時間分解能。1スライスの撮影に要する機械的な時間分解能は数10 msec。

▶国立特別支援教育総合研究所　発達障害教育推進センター：ヒトの脳機能の最近の計測方法と心理学的検査法（http://cpedd.nise.go.jp/kenkyu/26）より引用。著者追記：数値は条件によって異なる場合もある。

酸素を受け渡すと還元ヘモグロビンに変化し、この還元ヘモグロビンが増加すると、局所の磁場が乱れます。このような還元ヘモグロビンと酸化ヘモグロビンのバランスの変化をＭＲＩ信号として記録しています。

この原理を小川は blood oxygen-level-dependent（ＢＯＬＤ）コントラストと名付けました。さらに小川らは、健康なボランティアを募り、視覚刺激を与えると一次視覚野のＭＲＩ信号が増加することを示し、この神経活動と血管の連関に基づく原理が脳活動の計測に応用できることを明らかにしたのです。

これ以降、脳の機能的な理解において、機能的磁気共鳴画像法（ｆＭＲＩ）は必須のツールとなり、さまざまな研究が進展することとなりました。なお、脳機能の解析には他にも**表1-1**のような方法が利用でき、それぞれ一長一短があります。詳しくは『脳の機能解剖と画像診断第２版』（医学書院）などの専門書を参照ください。

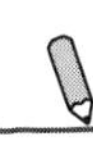

❸脳は数％しか使われていない？

前述のｆＭＲＩを用いたヒトの脳科学研究は、脳科学の理解を深めると同時に、市民の脳科学への関心を一気に高めました。そのため、さまざまな神経神話も登場するようになりました。「脳は普段、数パーセントしか使われていない」というものも、その一つです。これは本当でしょうか？

fMRIを用いた研究では、知りたいと考える脳の機能を含むようなタスク（作業）と、対照となるタスクを設定し、研究に関して同意を得た被検者がMRI装置の中に入っている間にタスクを行い、そのfMRIのデータを解析することによってなされます。

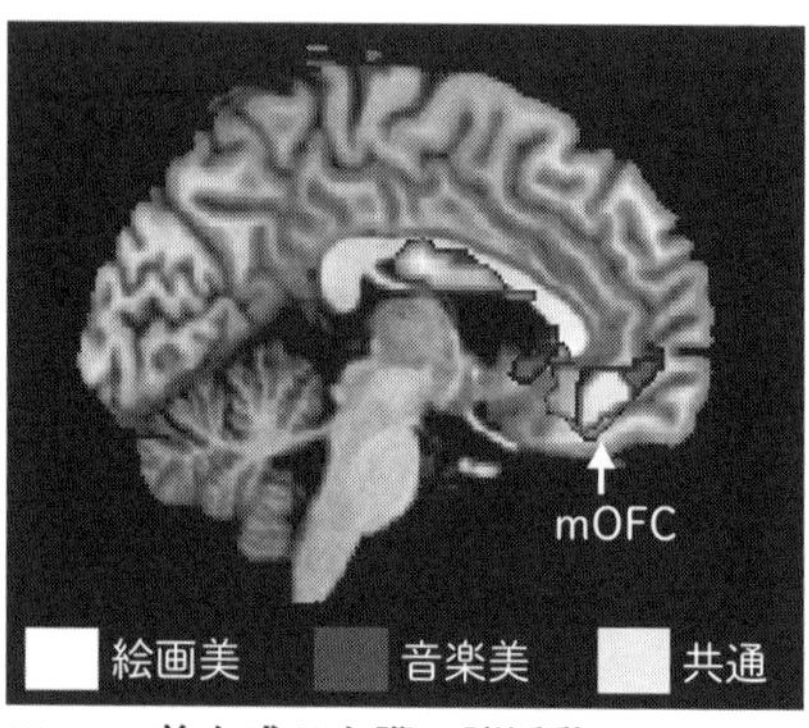

図1-9　美を感じた際の脳活動

脳の内側眼窩前頭皮質に美を感じる場所が宿る。

▶ Ishizu & Zeki, PLos One, 2011 から改変画像を石津智大教授より提供。

例えば、関西大学教授の石津智大がイギリスのロンドン大学留学中に行った「美しさ」に反応する脳の部位を探る研究を取り上げてみましょう。まず、人種や宗教などが異なる健康な若い男女二〇人ほどをリクルートします。これらの被検者に肖像画や風景画などを一六秒ずつ順に四五枚提示し、美しいと感じたかどうかを回答してもらいつつ、fMRIを撮像していきます。その結果、美しいと感じた場合には、美しくないと感じたときと比べ、前頭葉の一部である「内側眼窩前頭皮質」とよばれる領域で血流量が増加し、美しいと強く感じるほど活動量も増えることが分かりました。この「美しさ」に対する脳活動は、音楽を聴かせたときにも、共通していることがわかり、この脳部位はより抽象的な「美しさ」にかかわることが明らかになりました（**図1-9**）。

さて、本書では白黒となってしまいますが、このような脳の図で色が付いている部分は、脳全体からみると非常に小さな領域にみえます。これは、対照となる脳活動（この場合は、例えば美しいと思わない絵を見たとき）を〝引き算〟し、さらに被検者全体の共通項を抽出しているためです。

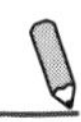

❹右脳人間・左脳人間？

「右脳は直感的、左脳は論理的」というような話を聞いたことはないでしょうか？　これもまた神経神話として知られる話題です。

多くの人間は左側の前頭葉と側頭葉に「言語中枢」が存在します（稀にそうでない方もいます）。このため、左側の脳が論理的であるという憶測がなされ、その対比として右側の脳が感覚的・直感的であると決められたのではないかと想像します。人間が「二項分類」が好きなのは、それが直感的に理解しやすいからでしょう。

ともあれ、「左脳人間＝真面目、几帳面、努力家」、「右脳人間＝楽天家、マイペース、自己中心的」というようなことは、骨相学以上に、全く科学的根拠に欠けた出鱈目です。

4 脳の役割分担

ではいよいよ、主な脳の部位の役割分担についてお話しましょう。

問 考えたり感じたりするのは脳のどの部分？

ヒトの大脳半球の表面を覆う部位は、大脳皮質とよばれ、典型的には六層の構造となっています。一見、均一な組織のようにみえますが、その機能は領域によって異なります。最も大きな脳溝である「外側溝（シルヴィウス溝）」、「中心溝」、「頭頂後頭溝」の三つの脳溝を基準に、大脳半球は大きく四つの脳葉に分けられます（**図1-10**）。

中心溝の前部に位置する前頭葉には、前頭前野、

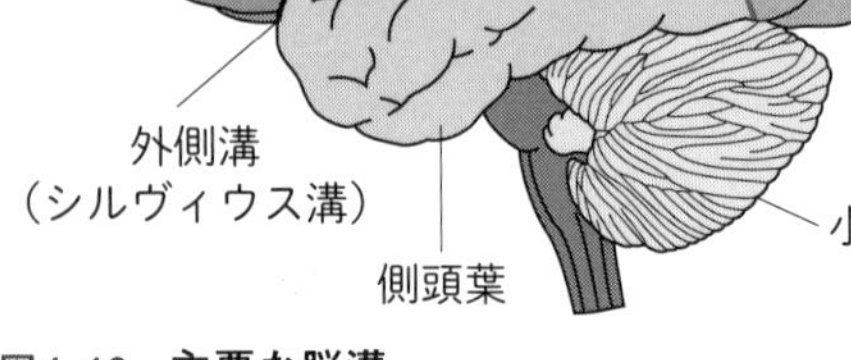

図1-10　主要な脳溝

一次運動野などが含まれます。進化的にはヒトで最も発達しており、**高次脳機能（※）の中心と考えられています**。

頭頂葉は、中心溝の後ろ、頭頂後頭溝の前部に位置し、**感覚情報を統合する部位です**。視覚空間処理や数字の扱いにもかかわるとされていますが、他の三つの大脳葉に比して謎が多い部位です。

後頭葉は、頭頂後頭溝の後ろに位置し、ヒトの四つの大脳葉のなかでは最も小さい領域ですが、最も早くからその機能が理解された部位です。後頭葉は**視覚や色彩の認識にかかわり、物体の大きさや、向き、明るさ・暗さなどの認知がなされます**。

最後に、外側溝の下部に位置する側頭葉は、**聴覚処理にかかわり、言語機能にも重要な部位です**。多くの人は左側頭葉に言語中枢があるので、左側大脳半球の損傷によって、言語機能の異常や、右側の半身不随状態が引き起こされます。

随意運動や感情にかかわる皮質下組織

大脳皮質の内側の部分は、大脳基底核とよばれる領域で占められています。大脳基底核は、

※…高次脳機能とは、視覚、聴覚、触覚、運動位置感覚などの感覚系から得た情報を分析・統合し、これらをもとに行動するための一連の機能です。主に大脳によって司られます。

大脳皮質と視床、脳幹を結びつけている「神経核」の集まりで、線条体、淡蒼球（たんそうきゅう）、尾状核、被殻、黒質などの構造から構成されます（**図1-4B**）。神経核とは、ニューロン（神経細胞※）が集まった組織構築を示します。大脳基底核に障害のある神経変性疾患の患者が、ぎこちない動きや安静時の震えなどの運動障害を呈することから、**大脳基底核が随意運動の実行に重要な役割を果たすことが理解されるようになってきました**。

大脳辺縁系とよばれる部位は、大脳基底核の外側を取り巻くように存在し、海馬、扁桃体、側坐核（そくざかく）、さらに旧皮質や嗅球を含めます。**短期記憶、情動の表出、意欲などに関与しているとされ、近年ではさまざまな精神疾患との関連からも注目されています**。精神疾患については第4章で詳しく説明します。

運動学習にかかわる小脳

続いて、小脳です。小脳は、表面の小脳皮質と、その深部にある小脳核から構成されます。大脳皮質よりも小さい部位でありながら、実はニューロンの密度は大脳皮質よりも高い部位です。**小脳は、運動が正確かつ円滑に行われるような学習機能の中心と考えられています**。

自転車に乗れるようになる、あるいは楽器の演奏が上手にできるようになるというような、経験のくり返しによって獲得される記憶は「手続き記憶」とよばれ、いつどこでそれを覚えたのかという「エピソード記憶」とは区別されています。手続き記憶は先に述べた大脳基底核や小脳が担っています。筆者は、同じマンションのなかで引っ越しをしたとき、しばらくの間、エレベーターに乗るたびに、前の部屋があった階のボタンを押してしまい、そのたびに、これも手続き記憶だなぁ、大脳基底核にまだ新しい神経回路ができていないなぁ……と思いました。記憶の概略については、本章最後で触れましょう。

植物状態でも活動している脳の領域

さて、脳の内側を占める脳幹部分には、間脳、中脳、橋（きょう）、延髄が含まれます。間脳を含めない部分を下位脳幹とよぶこともあります。意識はありませんが自発呼吸が可能ないわゆる**「植物状態」では、脳の高次機能は障害を受けているものの、脳幹部分の機能は保たれています**。これに対して、「脳死」の状態では、脳幹の機能も失われているため、薬剤や生命維持装置無しでは生きることができません。

次に、脳幹の各部位をみてみましょう。

※…本章では脳を構成する細胞であることと、さまざまな形態を取ることだけ、とりあえず覚えておいてください。

■間脳

間脳には視床、視床下部、松果体が含まれます。本章の❶でも登場した松果体は、間脳のなかで、グリーンピースほどの大きさをもち、昼夜に対応した概日リズムを調節するホルモンであるメラトニンを分泌する器官です（**図1-1**）。

視床は、嗅覚を除くすべての感覚入力を中継する重要な部位であり、大脳新皮質や大脳基底核にその情報を伝達します。

視床下部は小さな組織でありながら、内分泌や自律機能の調節を行う総合中枢として重要な機能をもっています。多くの神経核から構成され、体温調節、ストレス応答、摂食行動、睡眠覚醒など、多様な生理機能を協調的に制御しています。

■中脳

中脳には、中脳蓋、中脳被蓋、大脳脚の三つの部分があります。中脳蓋には、視覚反射中枢である上丘（じょうきゅう）および聴覚中枢である下丘（かきゅう）が存在し、中脳被蓋には、黒質や赤核など、主として運動制御に関与する神経核が存在します（第4章参照）。また、動眼神経核や滑車神経核など、眼球運動を支配する脳神経核もあります。

■橋

橋は、脳幹のなかで前後を中脳と延髄とに挟まれた部位に位置しており、第四脳室を挟んで背側には小脳が位置します（**図1-4A**）。コラム❺で説明する三叉神経、外転神経、顔面神経、前庭神経といった多くの脳神経の起始部としての核構造があり、これらの機能の中枢となっています。また、大脳皮質からの運動性出力を小脳へと伝える経路にもなっています。

■延髄

最後に、延髄は、脳幹のうち最も尾側（びそく）に位置し、吻側（ふんそく）では橋、尾側では脊髄につながっており、背側には小脳が存在します（尾側と吻側の説明は第3章で改めてします）。呼吸、循環、嚥下（えんげ）、嘔吐（おうと）、唾液分泌、消化などの中枢を含み、生命維持に不可欠な機能を担っていることが知られています。

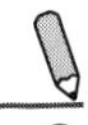

❺中枢神経と末梢神経

さて、ここで「中枢神経」と「末梢神経」の違いについて考えてみましょう。

ざっくりとした定義でいえば、中枢神経系は、これまでに述べてきた大脳、小脳、脳幹に、脊髄を加えた部分で、第3章で扱う神経系の原基である神経管から、直接的に構成される部分です。中枢神経系のうち、大脳、小脳、脳幹をまとめて脳とよぶので、これを脳脊髄と言い換えても構いません。

一方、末梢神経系とは、脳脊髄から出る神経線維束を指しています（**図1-11**）。脳の底面の大脳と脳幹の部分より、左右一二対の「脳神経」が伸びており、脊髄からは左右三一対の「脊髄神経」が伸びています。脳神経については**表1-2**のような名前が付いており、医学を学ぶ学生は、「嗅いで視る動く車の三つの外、顔聴く舌に迷う副舌（ふくぜつ）（下）」などと、呪文のようにそれを覚えることになります。

末梢神経系は、まず、身体の知覚や運動を制御する「体性神経系」と内臓・血管などの自律的制御にかかわる「自律神経系」とに大別されます。体性神経系は、入力としての感覚神経と、出力としての運動神経にわかれますが、その間は、脊髄内に存在する「介在神経」によってリレーされています。したがって、例えば、熱いお鍋に触れて、慌てて手を引っ込めるという「反射」に関していえば、感覚神経（末梢神経系）→脊髄（中枢神経系）の中の介在神経→運動神経（末梢神経系）とリレーされます。実際には、運動神経のニューロンの基部（細胞体のある部分）は脊髄の中にありますが、脊髄反射としては、末梢神経系と中枢神経系を行き来しています。このような、無意識で行われる脊髄反射のスピードはとても速く、刺激を受けてから筋肉が動くまでの時間はわずか数ミリ秒から数十ミリ秒程度とされています。

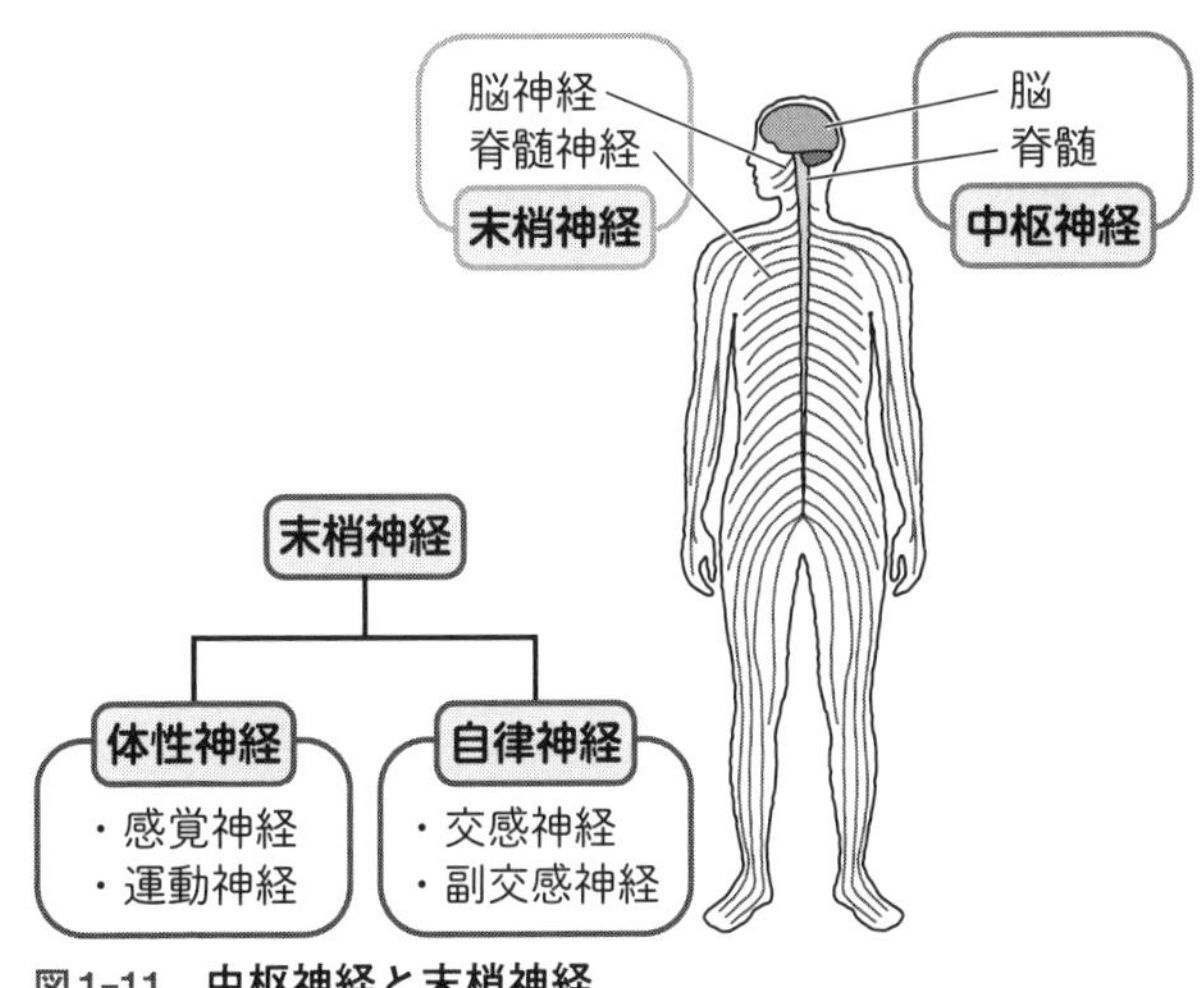

図1-11　中枢神経と末梢神経

表1-2　12対の脳神経

第Ⅰ脳神経	嗅神経	第Ⅶ脳神経	顔面神経
第Ⅱ脳神経	視神経	第Ⅷ脳神経	前庭神経
第Ⅲ脳神経	動眼神経	第Ⅸ脳神経	舌咽神経
第Ⅳ脳神経	滑車神経	第Ⅹ脳神経	迷走神経
第Ⅴ脳神経	三叉神経	第Ⅺ脳神経	副神経
第Ⅵ脳神経	外転神経	第Ⅻ脳神経	舌下神経

自律神経系は「交感神経」と「副交感神経」に二分されます。交感神経系は、簡単にいえば、〝戦闘態勢〟をつくり出す神経系で、副交感神経系は〝休息〟させる神経系です。

交感神経系は、脊髄から出た神経線維が、「交感神経幹神経節」まで伸び、ここで次のニューロンに交代して、最終的には心臓、血管などに分布しています。つまり、交感神経は二つの神経線維の連絡からなり立っており、神経節までの線維は節前線維、交代した神経節から先の線維は節後線維とよばれます。第2章で説明する神経伝達物質としては、ノルアドレナリンが使われる「アドレナリン作動性神経」です。

副交感神経系もまた、支配する臓器の近傍に神経節が存在し、そこまでの節前線維とその後の節後線維から成り立ちます。神経伝達物質としては、アセチルコリンが使われることから、「コリン作動性神経」ともよばれます。

5 学習と記憶

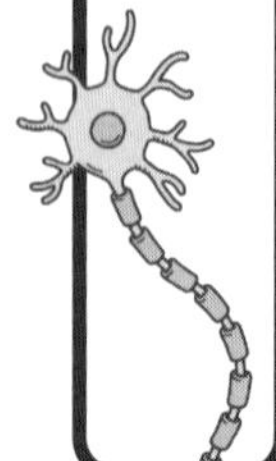

生物はみな、環境の変化に適応し、よりよく生き抜くための戦略をもっています。寿命の

短い生物であれば、あらかじめインストールされたプログラムだけで一生を終えることも可能かもしれません。しかしながら、長い期間生き延びる必要のある生物は、環境からのさまざまな情報や、それに対する適切な対応を学習し、記憶する必要があります。ヒトの脳には、そのような〝しなやかさ〟に長けた特性があります。

記憶を時間的経過によって分類すると、「感覚記憶」「短期記憶」「長期記憶」に分けられます。感覚記憶は、映像や音などを一秒くらいの間、保持する記憶で、感覚系がかかわります。短期記憶は、ワーキングメモリとして扱われることもあり、例えば、七桁くらいの電話番号を、電話をかけるまでの間、覚えていられるような記憶です。長期記憶は、何十年にもわたる記憶で、大量の情報を記憶できます。

長期記憶は、言葉に表すことができるかどうかによって、「陳述記憶」と「非陳述記憶」に分類されます。陳述記憶には意味記憶とエピソード記憶が含まれます。「一九六四年に東京オリンピックが開催された」というのは意味記憶で、「今年の誕生日には友人と仙台に映画を見に行った」というのはエピソード記憶です。非陳述記憶の代表的なものは、❹で先に触れたような手続き記憶で、自転車の乗り方、ピアノの弾き方など、運動のくり返しにより定着した記憶のことを指します。

神経科学者は記憶の問題について長年、チャレンジし続けてきました。ヒトそのものに対しては介入的なアプローチが取りにくいため、扱いやすい実験動物として齧歯類（ラットや

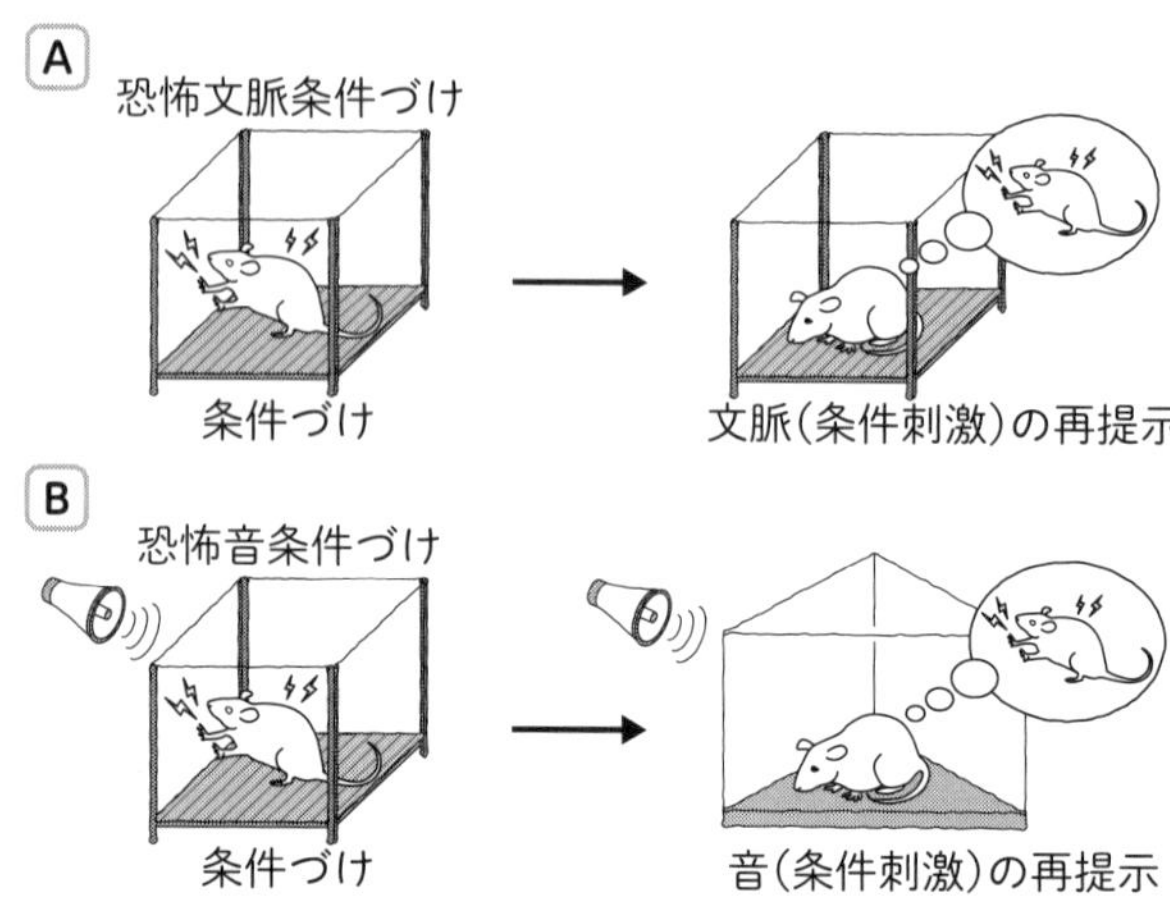

図1-12　条件づけ記憶を確かめる実験

A) ネズミを四角いテスト用の箱の中に入れ、床から電気ショックを与えると、そのことを記憶したネズミは、四角い箱に入れられただけで、恐怖を感じてすくみ行動を示す。**B)** ネズミを四角い箱に入れ、電気ショックを与えるときに音を聞かせると、形の異なる箱に入れられた場合に恐怖音が聞こえるとすくみ行動を示す。

▶脳科学辞典：恐怖条件づけ（https://bsd.neuroinf.jp/wiki/恐怖条件づけ）をもとに作成。

マウス）の行動に着目した実験が、記憶の神経研究の中心となっています。齧歯類を用いて意味記憶を調べることはできませんが、エピソード記憶に関しては、動物を試験箱の中に入れ、床に電気ショックによる恐怖を与えて、部屋の形を恐怖と結びつけて覚えているかどうか（条件づけ記憶が形成されたかどうか）を調べる、というような実験系がよく用いられます（**図1-12**）。このような実験系では、短期記憶がまず海馬に蓄えられ、約一週間から一カ月の間に大脳皮質に移行することがわかっています。

記憶は〝自分が自分であることを知る〟ために重要な機能です。昔は哲学として扱われてきたような〝問い〟に対して、今では科学的に答えを探すというアプローチが可能になってきました。脳科学はそのような魅力的な学術分野といえるでしょう。

参考文献

- 「改訂版　もっとよくわかる！　脳神経科学」（工藤佳久／著）、羊土社、二〇二一
- Gordon EM, et al：A somato-cognitive action network alternates with effector regions in motor cortex. Nature, 617：351-359, 2023
- 「脳の機能解剖と画像診断 第2版」（ハインリッヒ・ランフェルマン、他／原著、真柳佳昭、他／訳）、医学書院、二〇一八
- 「科学史から消された女性たち 改訂新版」（ロンダ・シービンガー／著作、小川眞里子、他／訳）、工作舎、二〇二二
- 「カンデル神経科学 第2版」（宮下保司／監修）、メディカル・サイエンス・インターナショナル、二〇二二
- 「神経美学　美と芸術の脳科学」（石津智大／著、渡辺 茂／コーディネーター）、共立出版、二〇一九

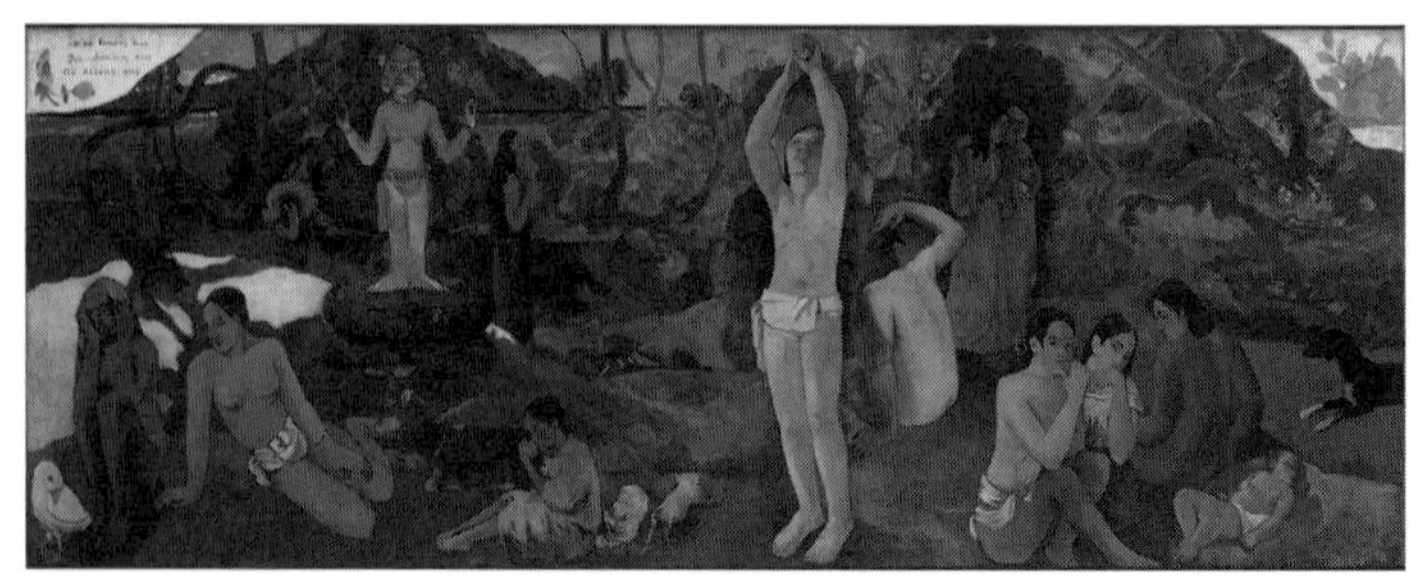

図1-13　我々はどこから来たのか 我々は何者か 我々はどこへ行くのか

Wikipedia：我々はどこから来たのか 我々は何者か 我々はどこへ行くのか（https://ja.wikipedia.org/wiki/我々はどこから来たのか_我々は何者か_我々はどこへ行くのか）より引用。

第2章

さまざまな動物の脳と脳をつくる細胞のおはなし

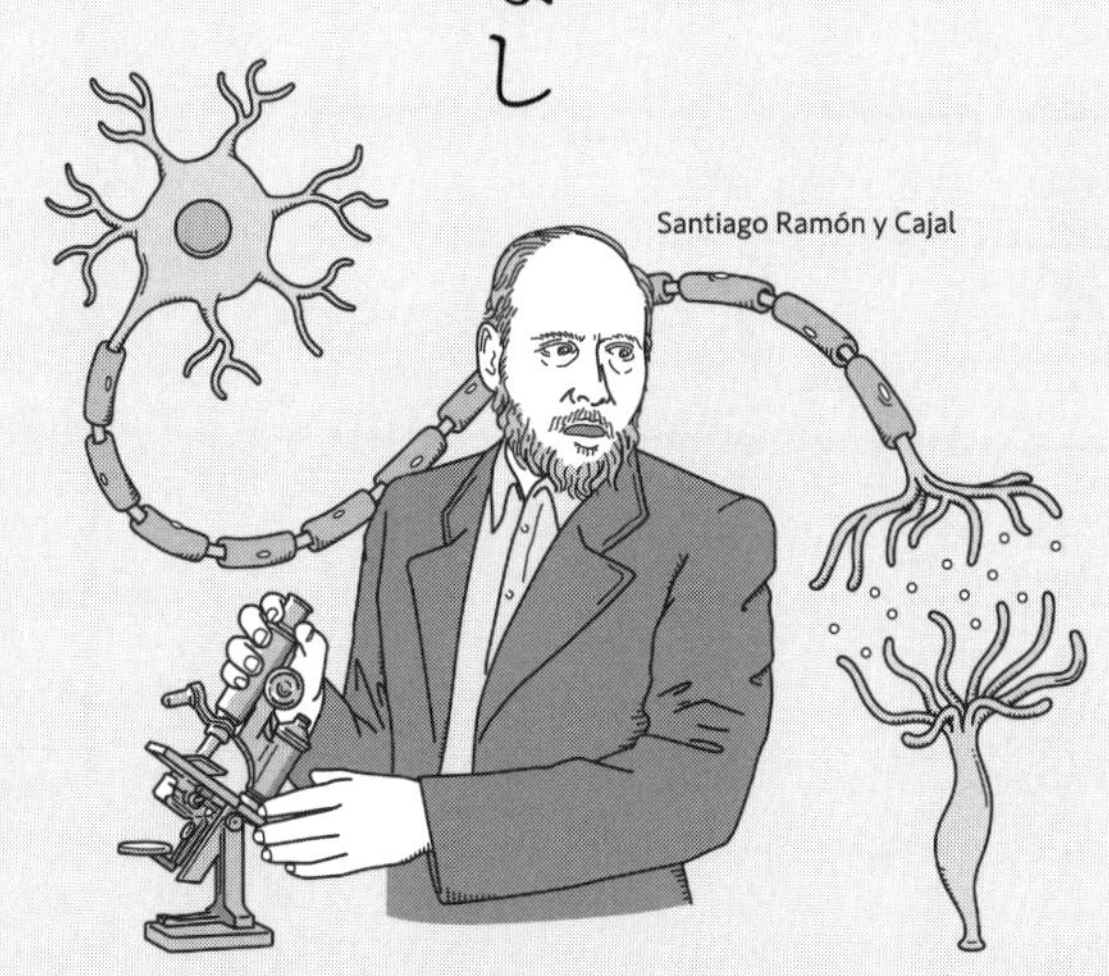

1 脳をもつ動物／もたない動物

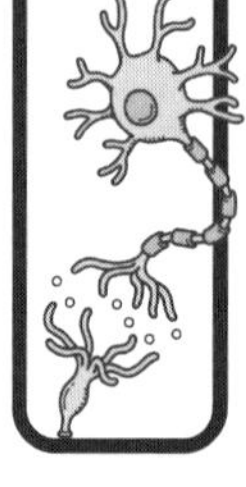

〝脳〟という構造は、進化の過程でいつ頃から出現したのでしょうか？　まずは、体のつくりが単純な生きものの神経系をみてみましょう。

問 「ヒドラ」に脳はある？

「ヒドラ」とよばれる生きものはクラゲの仲間の「刺胞動物」です。触手に「刺胞」とよばれる、毒液を含む細胞内小器官をもつ細胞があるので、このようによばれます。クラゲは「漂泳性」ですが、ヒドラは付着性の「ポリプ型」となります。その体は、「二胚葉性」で〝外側の細胞層〟と〝内側の細胞層〟の二種類からなり立っています。一端に口が開き、口と反対の一端で何かに付着していますが、口の周囲にある触手で食べ物を捉え、口の中に入れて消化します。このようなヒドラの生活を支える神経系は**「散在神経」とよばれ、外側の細胞層に神経系の細胞がまばらに存在しています**。口の周囲のニューロン（次の問でお話しします）の密度が若干、高いといわれますが、大きな差はなく、**神経系は「中枢化」していま**

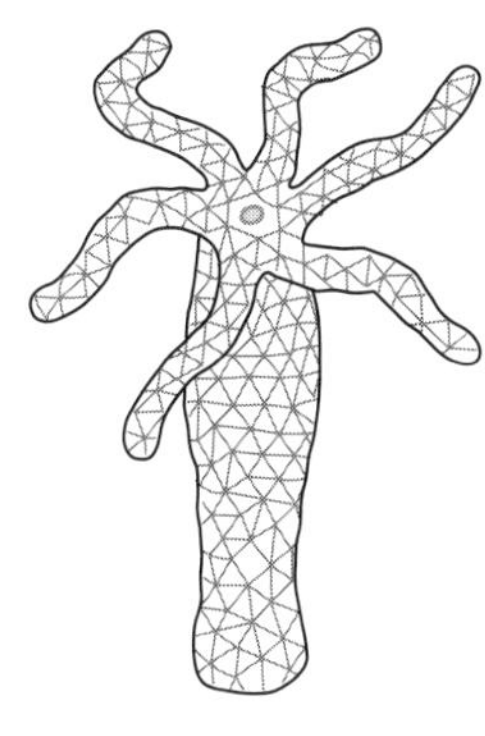

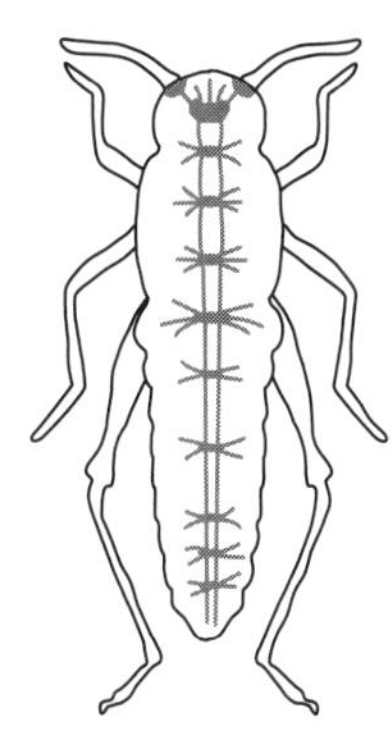

図2-1　ヒドラと昆虫の神経系
▶「基礎から学ぶ生物学・細胞生物学　第４版」（和田　勝／著、髙田耕司／編集協力）、羊土社、2020より一部抜粋して引用。

せん（図2-1左）。

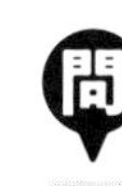

昆虫に脳はある？

一方、節構造をもつ昆虫は、外側の細胞層と内側の細胞層の間に、さらに細胞層のある体のつくり（三胚葉性）となっていますが、その神経系は「梯子状神経（はしごじょうしんけい）」とよばれます（図2-1右）。**梯子状の神経系は、体のそれぞれの「節」を支配するように発達しているだけでなく、頭部には集中したニューロンの集団を備えています。**このようなニューロンの集合体は、私たちの脳の構造とは大きく異なるものではありますが、**広い意味では「中枢化」した神経系をもつと捉えることができる**でしょう。なお、昆虫の梯子状神経は、体の「腹側（ふくそく）」に存在し

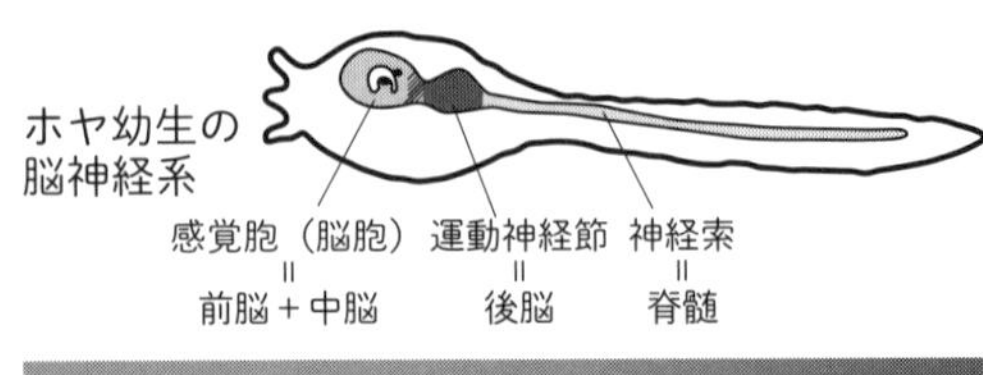

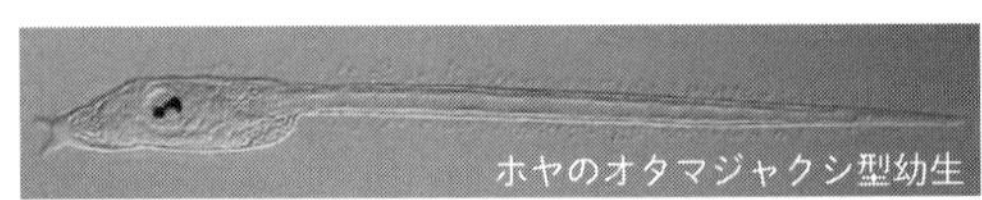

ヒトの脳の神経細胞は１千億個，ホヤの脳には神経細胞がたったの 100 個！

図2-2　ホヤの幼生と頭化

▶甲南大学フロンティア研究推進機構：甲南大学の研究力（https://www.konan-u.ac.jp/front/research/research/ メダカとホヤから探る脳と眼のしくみと進化）より引用。

ている点は、私たちの神経系が「背側（はいそく）」に位置するのと反対となっています。

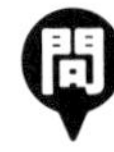 脊椎動物の祖先は誰？

脊椎動物の祖先は、ホヤなどの「脊索動物」です。ホヤは、筆者の住む東北地方ではスーパーで売っているくらいメジャーな海産物ですが、他の地域にお住まいの多くの方は、どんな形をした生きものなのか、みたこともないかもしれません。英語で「sea pineapple」とよばれるように、パイナップルのような形の硬い殻に覆われた中に、美味しいホヤの身が入っているのですが、これは岩に貼り付いて動かないズボラな生活様式となった成体の状態です。ほとんど動かないので、動物には思えないかもしれません。でも、「オタマジャクシ幼生」とよばれる間は、海の中を泳ぎ回ります（**図2-2**）。**実は、この状態が脊椎動物の**

祖先型とみなされています。このホヤの幼生は、眼や口がある頭の部分に立派な中枢神経系を備えているのです。

ここで進化の過程で「頭化（とうか）」とよばれる現象について触れておきましょう。前述のヒドラやクラゲは「放射対称」なからだのつくりをもっています。これに対して、昆虫や脊椎動物は、ほぼ「両側対称」なつくりです。このとき、食べ物を取り込む「口」の部分は、進行方向（前）に位置するようになります。その結果として、食べ物のありかを感じ取るなどの感覚系の器官が、口の周囲に集まってくるようになります。さらにその波及効果として、神経系が口の周囲に集積し、やがてこの部分は〝頭〟とよばれる領域になっていきます（**図2-2**）。このような現象のことを「頭化」とよぶのです。

2 脳のサイズと知能

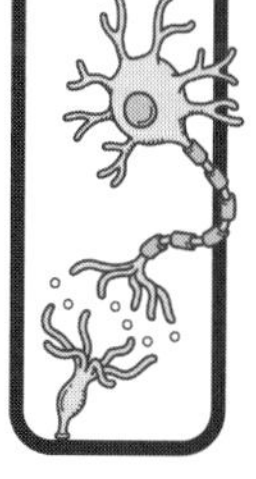

問 脳は進化の過程で、どのように巨大化していった？

進化の過程で、中枢神経系は、より頭部において機能が集積することとなり、やがて、脳

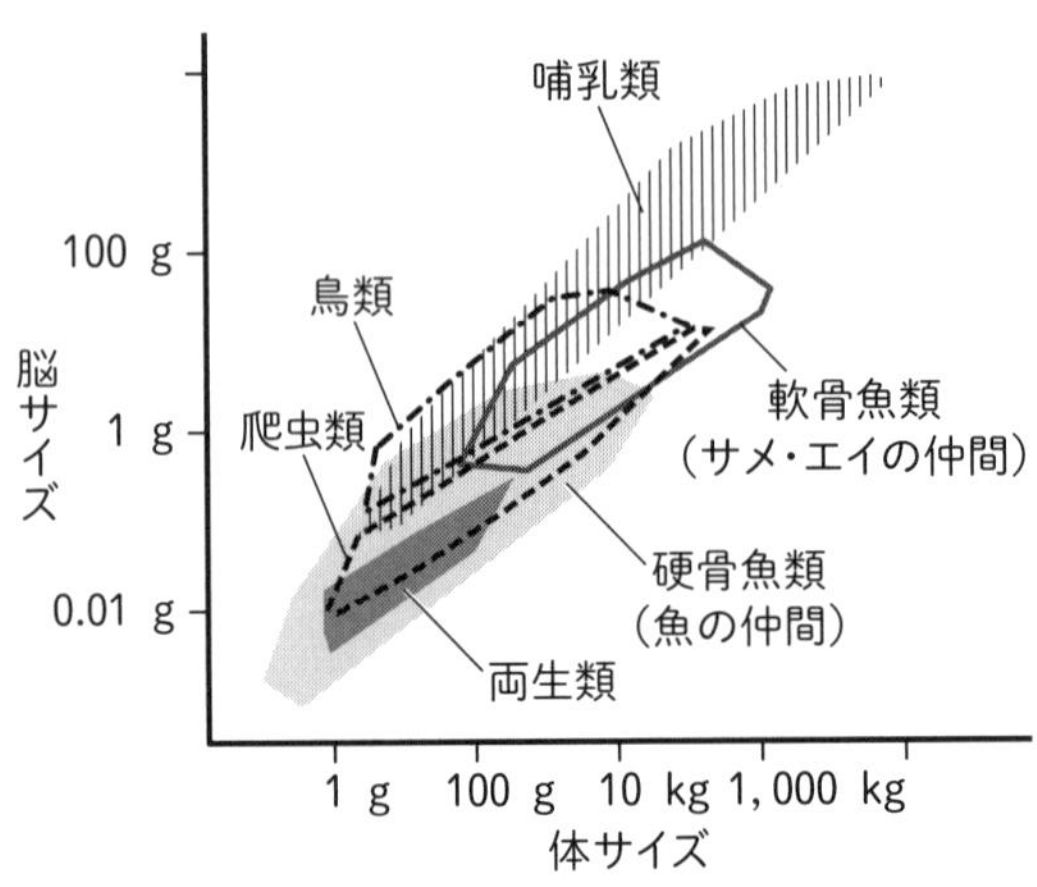

図2-3　脊椎動物における体重と脳重量について（魚類、爬虫類、鳥類、哺乳類）

▶ Tsuboi M, et al：Nat Ecol Evol, 2：1492–1500, 2018より引用。

という構造が、より巨大化していくこととなりました。体が大きくなれば、それを支配する神経系の量も増えないとうまく機能しないと思われますので、脳のサイズについて論じる際には、体の大きさとの関係について注意する必要があります。

図2-3は、脊椎動物における体重と脳重量について、魚類、爬虫類、鳥類、哺乳類について比較してみたものです。どの動物でも、体重に比例して脳の重量が増すという傾向がある一方、魚類や爬虫類（恐竜を含む）に比して、**鳥類や哺乳類は、体重に比して大きな脳をもっていることがわかります**。鳥類よりも哺乳類では、より巨大化した脳をつくることが可能であったことについては、第3章において発生学的な観点から、その理由について紹介しましょう。

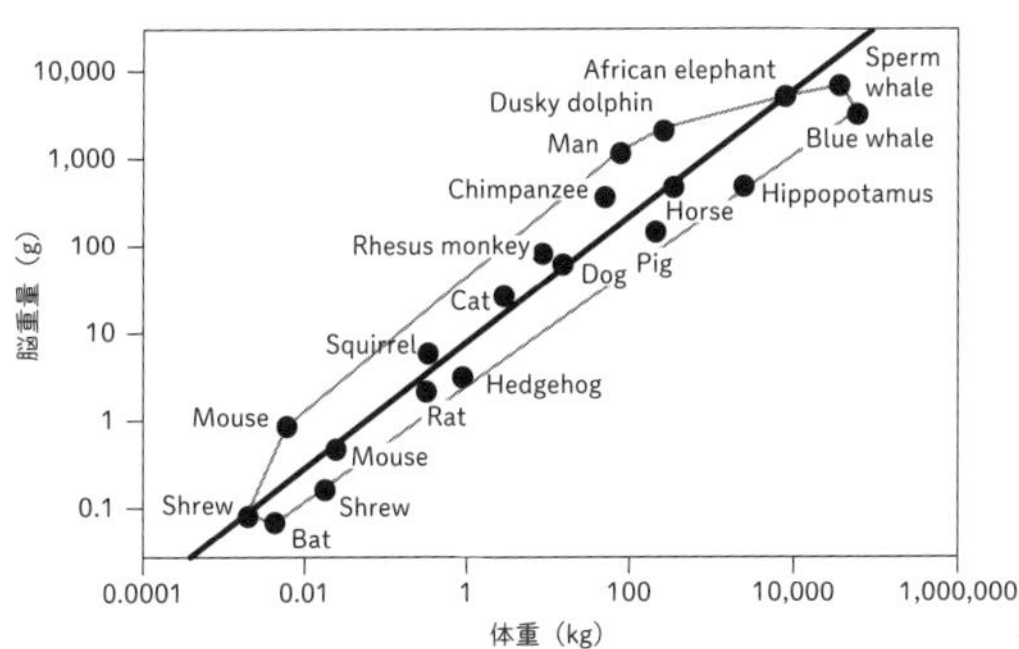

図2-4　哺乳類における体重と脳重量

▶coralreefregeneration（http://cr2chicago.weebly.com/with-everydrop/behavior-and-social-interaction-in-a-wet-world-part-ii-whalevocalizations-and-communication）より引用。

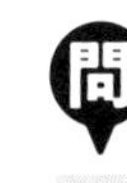

脳の大きさと頭のよさには関係がある？

哺乳類だけ取り上げて、体重と脳重量についてプロットしたデータを**図2-4**に示しています。ここでも、〝正の相関性〟（すなわち、体重が多いほど、脳重量も重い）が成り立つ一方で、ヒトは、この回帰直線から隔たって、体重あたりの脳重量が多いことがわかります。この脳重量を体重で標準化した値を「大脳化指数」とよびます。進化の過程のどこかで、ヒト型の脳を獲得するためのプログラムへのバージョンアップが起きたことを想像させます。

さらに、化石のデータをもとに、類人猿から現生人類に至る過程における脳の容積の変化についてみると（**図2-5**）、**現生人類の脳は、最初期のホミニン（ヒト科動物）や現生類人猿の脳の約3倍となっています**。かつては、絶滅したネアンデルタール人の脳の方が、現生人類よりも大きかったとされてき

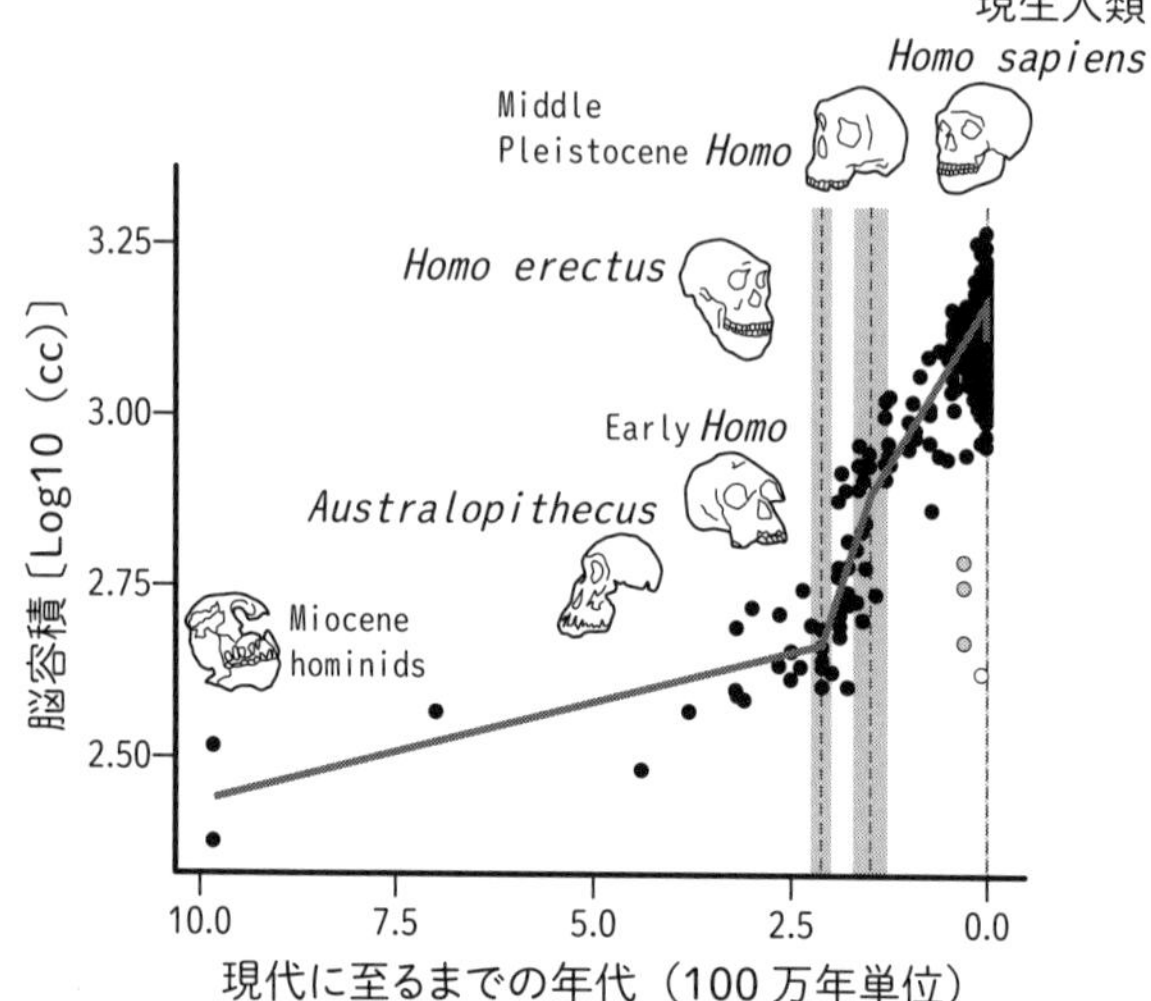

図2-5　類人猿から現生人類に至る過程における脳の容積の変化

最初期のヒト科動物の誕生から250万年前の初期現生人類までの脳容積の増大に比して、それ以降の人類進化の過程での脳容積の増大は著しい。

▶ DeSilva1 JM, et al：Front. Ecol. Evol, doi.org/10.3389/fevo.2021.742639より一部抜粋しもとに作成。

ましたが、最近のデータでは、さほど違わなかったことが明らかになっています。ネアンデルタール人は絶滅し、現生人類は生き残った訳ですが、どのような違いが生存に適しているのかについては、まだまだ謎が残されています。

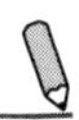

❻アインシュタインの脳はどこが違う？（図2-6）

一八七九年にドイツに生まれたアルベルト・アインシュタインは、相対性理論や光量子仮説を打ち立てた天才で、一九二二年には来日して東北大学にも訪れていますが、実は一九二一年のノーベル物理学賞の受賞が保留とされていたものの、正式に授与されることになったことを日本へ向かう最中に知ったというエピソードがあります。理論物理学では天才であったアインシュタインは、他者とのコミュニケーションに障害を抱え、言葉の発達も遅れていたというエピソードから、自閉スペクトラム症（ＡＳＤ）の症状を示していたという考察もなされています。

このようなアインシュタインの脳について知りたいと、誰もが思うことでしょう。一九五五年四月一八日に七六歳でアインシュタインが亡くなると、トーマス・シュトルツ・ハーヴェイというアメリカの病理学者がプリンストン大学においてその検死を行いました。皆の予想を裏切り、アインシュタインの脳の重さは一二三〇ｇと、平均的な大人の男性の脳よりは、むしろ軽いものでした。ハーヴェイは（当初は遺族の許可を得ずに）アインシュタインの脳から一七〇個の断片を研究用に切り出し、さらにそれを顕微鏡用の切片として作製しました。ハーヴェイは自分用に残す以外の標本を、当時の著名な病理学者に配布し、カリフォルニア大学バークレー校のマリアン・ダイアモンドらがその解析を行ない、論文として発表しています（Diamond MC et al., Exp Neurol, 1985）。ダイアモンドらが解析したのはアインシュタインの脳の一部ですが、平均的な男性の脳よりも「グリア細胞の割合が高い」ことがわかりました（グリア細胞については❸で詳しくお話しします）。

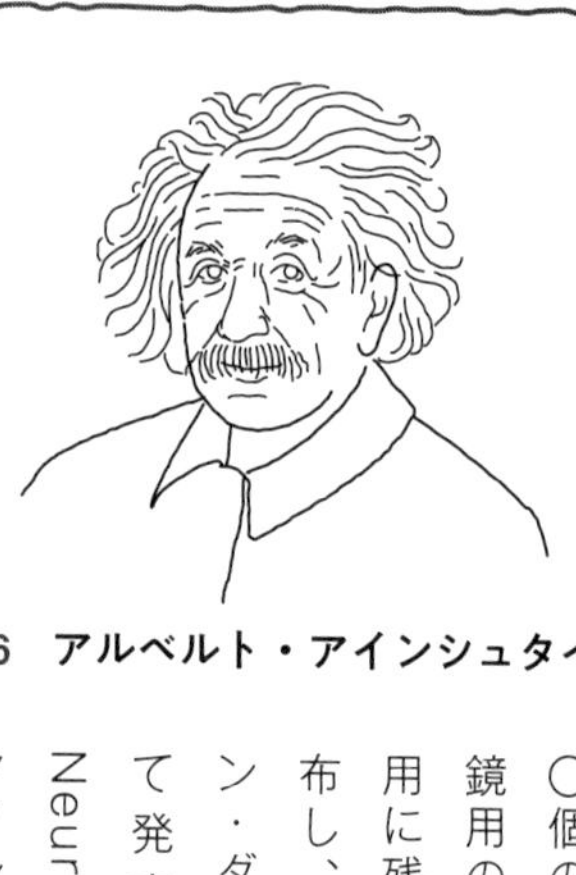

図2-6　アルベルト・アインシュタイン

この一例のみからアインシュタインの脳全体について論じることは困難ですが、アインシュタインの脳が普通の大人の男性よりも小さかったにもかかわらず、グリア細胞の割合が高かったことは、高次な脳機能に関して、脳のサイズだけで推し量ることができないことや、まだ十分に明らかになっていないグリア細胞の機能についての想像が膨らみます。

このエピソードは、二〇一八年、そして二〇二〇年のＮＨＫ番組「アインシュタインン消えた〝天才脳〟を追え」でも取り上げられており、死後解剖された脳の試料が、今どこにあるのか、詳しくはわかっていないとのこと。今後、ギフテッドな人間についての解析は、興味深いアプローチとなる可能性があるでしょう。

3 脳を形づくる細胞たち

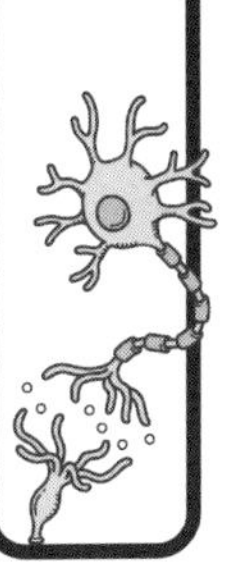

かつて、私たちヒトの体には六〇兆個の細胞があると教えられましたが、現在では約三七兆個と見積もられています。では、脳の中にはどんな細胞が何個くらいあるのでしょうか？

神経活動の主役：ニューロン

ヒトの脳には約八六〇億個もの「ニューロン（神経細胞）」が存在しています。「～ロン」という接尾語は、小さな単位を意味しており、例えば腎臓にはネフロンという構造があります。ニューロンは一九世紀の神経解剖学者であるスペインのサンチャゴ・ラモン＝イ＝カハールの命名によるものです。カハールはさまざまな動物の脳の切片を顕微鏡で観察し、美しいスケッチを残しながら、脳の構造がどのようになっているかに思いを馳せました。そして、一見、複雑に線維が絡み合っているような構造となっていても、**それらはニューロンという細胞から構成されていると看破したのでした**。一九〇六年にカハールとノーベル生理学・医学賞を共同受賞したイタリアのカミッロ・ゴルジは、カハールとは異なり、脳はネットワーク構造をとっていると考えていました。大御所二人の意見が真逆であるにもかかわらず、ノーベル賞を共同受賞したというのは、今では考えられない牧歌的な時代と思えます。

脳のニューロンの内訳は、大脳では約一六〇億個、小脳の方が実は多くて、約六九〇億個です。ニューロンにはさまざまな形のものがありますが、多くは長い突起をもっていて、電気信号をすばやく伝える働きがあります（神経伝達）。個々のニューロン同士は、この後詳しく説明する「シナプス」という構造でつながることによって、神経回路、すなわち神経ネットワークを構成しています。この神経ネットワークが私たちの高次な脳活動の基盤となっているのです。

ニューロンは、突起をもつ細胞です（**図2-7**）。典型的には「軸索」という長い突起と、「樹状突起」とよばれる、木の枝のように枝分かれしている突起が特徴的です。実際には後述するように、さまざまな形のニューロンがあります。

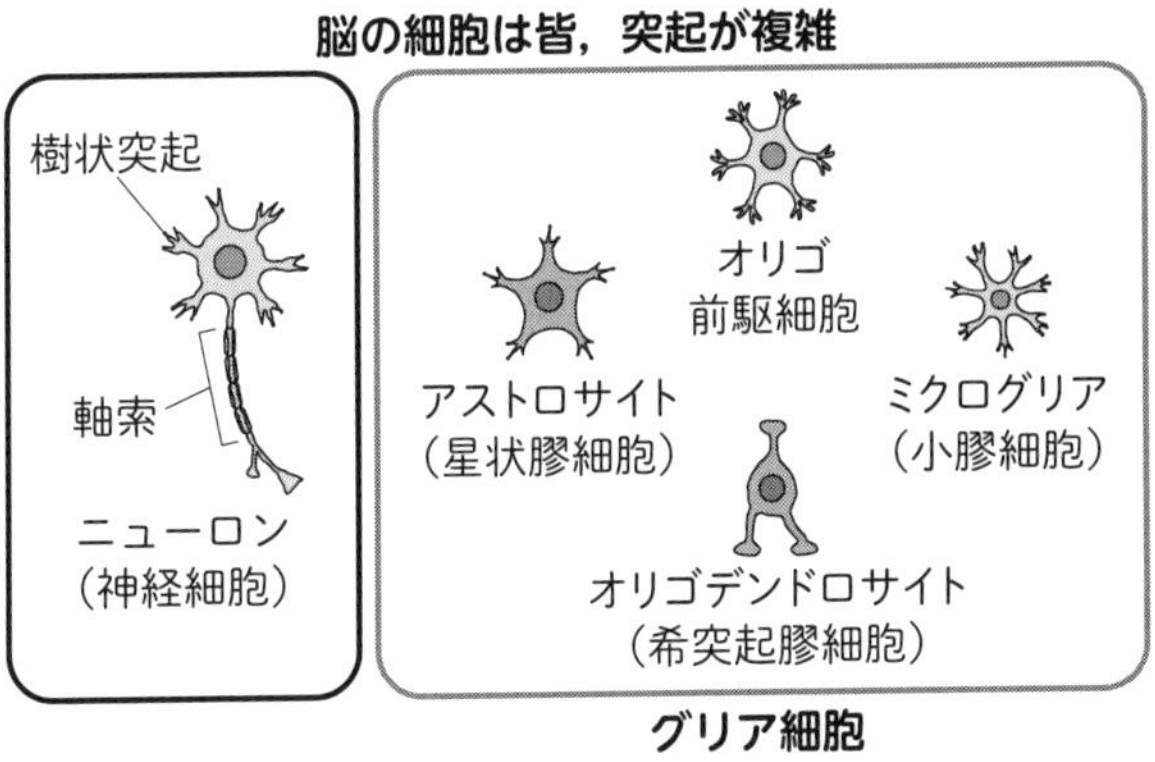

図2-7　脳の中の細胞たち
▶「脳の発生・発達　―神経発生学入門―」（大隅 典子／著）、朝倉書店、2010 をもとに作成。

多様なメンバー：グリア細胞

大脳の方が大きいのにニューロンの数が小脳より少ないのは、大脳には多数の非ニューロン細胞、すなわち「グリア細胞」と総称される細胞たちが多いからです。グリアという語源は、膠、つまり糊（glue）という意味で、グリア細胞たちはニューロンの間を埋めている、保護的な役割の細胞だと思われてきました。特に大脳には「アストロサイト（星状膠細胞）」とよばれる細胞の割合が、小脳よりも多いことが知られています。アストロサイトもまたシナプスにかかわる大事な役割があります（❻参照）。さらに脳の中には血管も走っています。ニューロンは直接、血管と接しておらず、ニューロンに酸素や栄養を届けるのは、血管とニューロンの間に存在するアストロサイトです（図2-7）。いわゆる「脳卒中」になると、脳の血管が破裂して出血したり（脳出血）、あるいは詰まってしまって（脳梗塞）、酸素や栄養がニューロンへ届かなくなります。そうなると、**ニューロンがダメージを受け、脳の機能不全が生じます**。

グリア細胞の仲間には、アストロサイトの他にも、「オリゴデンドロサイト（希突起膠細胞）」や「ミクログリア（小膠細胞）」とよばれる細胞たちがいます（**図2-7**）。

オリゴデンドロサイトは、ニューロンの長い突起（軸索）をぐるぐる巻きに取り巻いて、「髄鞘（ミエリン鞘）」とよばれる絶縁体のケーブルを構築します。このことによって、**ニューロンの神経伝達は、自転車くらいのスピードが新幹線並に速くなります**。これについては**7**でじっくり説明します。

ミクログリアは免疫系の細胞で、「お掃除細胞」の役割があるのですが、さらに脳の発達過程で重要な働きをすることがわかってきました。このことは第4章で詳しくお話します。

4 脳の細胞と他の臓器の細胞の違い

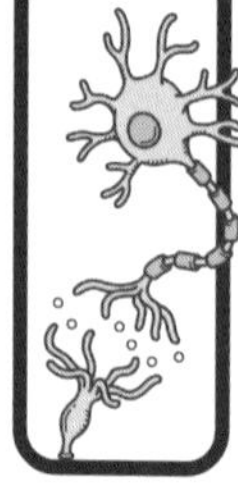

さて、ここで脳の細胞と他の臓器の細胞はどのように違うのかを考えてみましょう。

生物学の教科書には、よく〝典型的な動物細胞の模式図〟が載っていますね。「細胞膜

（形質膜）」に外側を覆われ、内側には丸い「核」が存在し、それらの間の「細胞質」には、さまざまな種類の「細胞内小器官」が存在する、というイラストです。このような細胞の模式図は、いわば〝空想上の〟細胞で、リアルな細胞の様子を示したものではありません。例えば、エネルギー生産にかかわる「ミトコンドリア」は、一個の細胞内に一〇〇〜二千個も存在するはずなのですが、そんなにたくさん描いたら、かえって模式図としてはわかりにくくなってしまいますよね？　ですので、たいていは細胞一個につき、ミトコンドリアは数個しか描かれていません。「小胞体」や「ゴルジ体」といった構造も同様です。

一方、医学部の二年生くらいで、基礎医学の最初に学ぶ科目として「組織学」がありますが、その際には、種々の臓器のリアルな標本を観察します。臓器を固定し、脱水してワックスなどに置き換えたうえで、数ミクロンの薄切りにした「切片」に、「ヘマトキシリン・エオジン（ＨＥ）染色◆[1]」などを施してみやすくしたものを、顕微鏡の下で眺めるのです。そうすると、実にさまざまな細胞の〝顔〟が浮かび上がってきます。

例えば、肝臓の切片のＨＥ染色像は、全体としてピンク色ですが、よくみると小葉とよばれる単位があり、中心静脈という血管の周囲に、径が約二〇〜三〇マイクロメートルの肝実質細胞が取り巻いているようにみえます。もう少し拡大すると、より濃い紫色に染まっている核と、ピンク色の細胞質がわかります。さまざまな細胞内小器官は、通常の光学顕微鏡ではなかなか認めることが困難です。いずれにせよ、肝臓はどこを切っても〝金太郎飴〟のよ

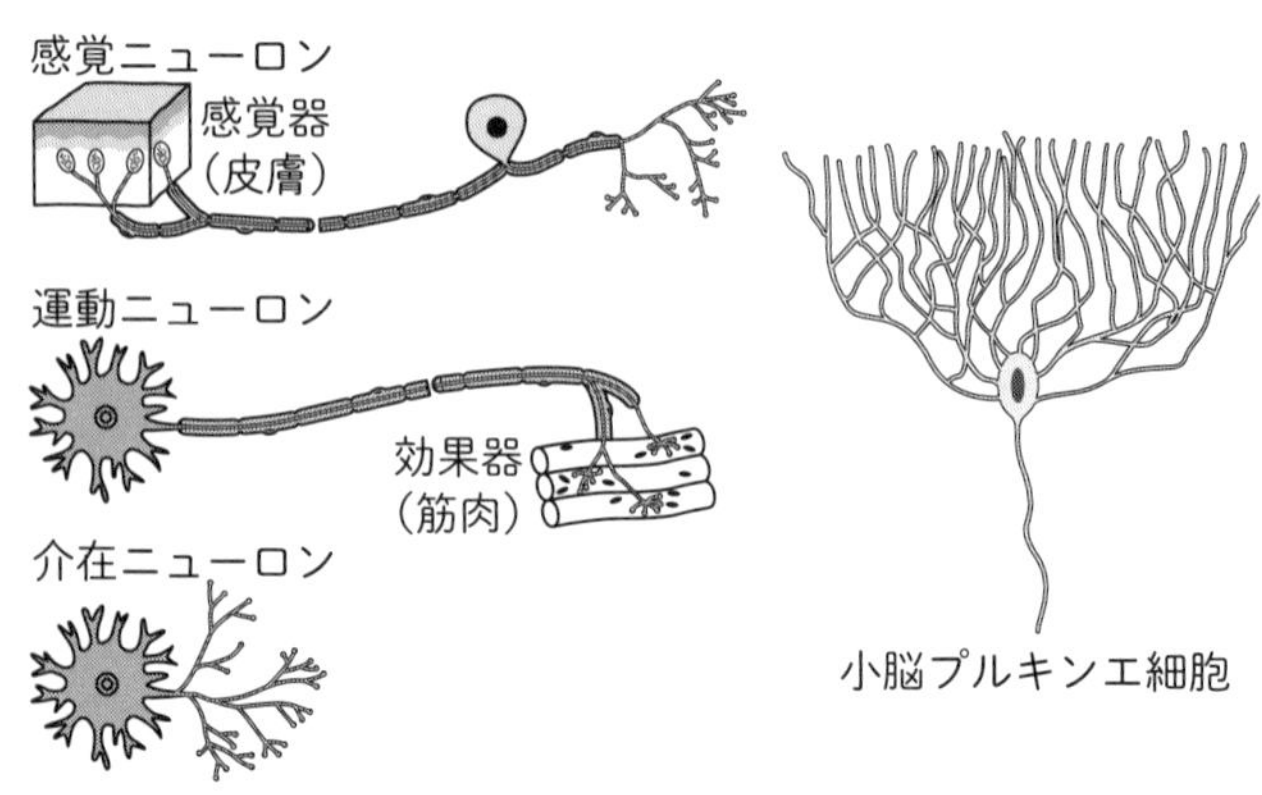

図2-8　さまざまな形のニューロンたち

うに、基本的には同じ構造がくり返されています（ちなみに医学部生たちは組織学の時間に、さまざまなトーンのピンクから紫の色鉛筆を用いて、このような光学顕微鏡像を〝スケッチ〟することによって、細胞の特徴の基礎を学びます）。

これに対して、脳の構造は第1章で詳しくお話しするように、領域によって違いが大きいという点が他の臓器と著しく異なるのですが、**細胞の形自体も〝典型的〟な細胞とは大きく異なります**。前述したように、ニューロンには軸索や樹状突起などの突起があり、一つのニューロンに、軸索は基本的には一本しかありませんが、樹状突起は何本も存在します。樹状突起には小胞体やリボソームが存在するのですが、軸索にはほとんどないことが知られています。

さらに、**ニューロンにはさまざまに異なる形をもった多種類の細胞があります**（**図2-8**）。例えば、小脳の「プルキンエ細胞」というニューロンは、見事に発達した樹状突起が団扇状に張り出しています。脊髄から伸びる「運動ニューロン」は、足の先まで到達する軸索を有するきわめて長い形態を有するのに対して、脊髄の中で「感覚ニューロン」と「運動ニューロン」をつなぐ「介在ニューロン」の突起は数ミリ程度です。「ニューロン説」を唱えた前述のカハールは、さまざまなニューロンを単眼の顕微鏡で観察して、美しいスケッチを多数、遺しています。アートとしても素晴らしいですね。

5 脳はなぜ柔らかいの？

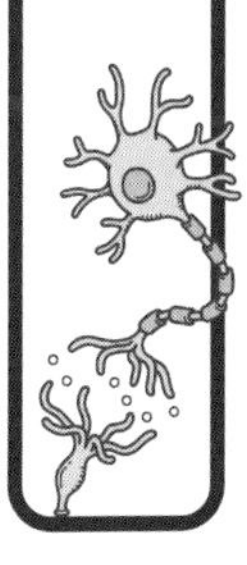

脳はとても柔らかい臓器です。頭蓋の硬い骨の中に入っているので傷つかないで済んでいる訳ですが、ちょうどお豆腐のような柔らかさです。なぜ脳が柔らかいのか、ここで脳の成分から考えてみましょう。

問 脳を構成する細胞の成分は？

脳を構成するニューロンには突起が多いことは述べました。肝臓の細胞と比べてみると、細胞の周囲を取り囲む細胞膜の割合が、細胞の〝中身〟である細胞質や核の割合よりもずっと多いことがわかります。細胞膜は、基本的にリン脂質の二重膜なので、「脂質」が多いことになります。細胞質部分にも、膜構造を有する細胞内小器官はありますが、相対的には水分が多い領域です。核はＤＮＡを格納しているので、「核酸」がリッチです。したがって、**相対的に細胞膜成分の割合が大きいニューロンは、脂質の割合が多いということになります。このために、脳は普通の臓器よりもさらに柔らかいことになります。**

同様に、グリア系の細胞たちも皆、脂質リッチです。大脳皮質においてニューロンの数倍存在するアストロサイトも、細かい突起をもっています。髄鞘がオリゴデンドロサイトの細胞膜から構成されることも前述しました。後述するミクログリアにも細かい突起があります。結果として、脳は、水分を除いて乾燥重量にすると、**約五〇〜六〇％が脂質という、脂質に富んだ組織なのです**（残りの大部分はタンパク質です）。

脳にはどんな脂質が含まれる？

実は、二〇〜三〇％は「コレステロール」です。「え？　コレステロールは溜まると健康に悪いのではないの？」と思った方、脳の正常な機能には、コレステロールは必須なのです。細胞膜を構成する脂質の二重膜は、基本的に柔軟性に富んだ組織ですが、シナプスの付け根

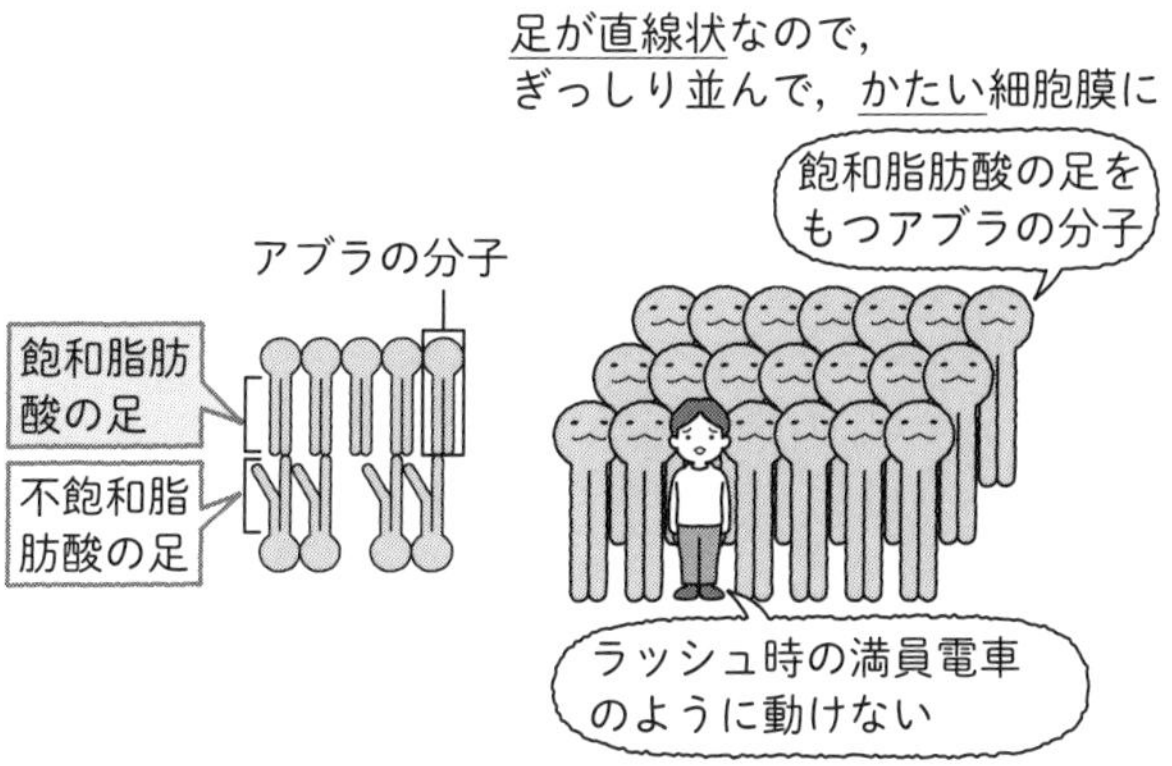

足が直線状なので，
ぎっしり並んで，かたい細胞膜に
飽和脂肪酸の足をもつアブラの分子
アブラの分子
飽和脂肪酸の足
不飽和脂肪酸の足
ラッシュ時の満員電車のように動けない

図2-9　細胞膜の脂質構成
▶サントリーウェルネス社メルマガ資料（著者監修）をもとに作成。

の部分など、部分的にコレステロール含有量の高い「脂質ラフト」とよばれる構造があり、これが情報伝達や神経伝達に重要であることが知られています。例えば、ラットを用いて、実験的にコレステロール合成を促進すると、シナプス小胞が増加し、シナプス伝達機能が顕著に上昇したという報告があります。つまり、**柔らかいだけの細胞膜では、シナプス放出などが上手くいかないということになります**。

これ以外の残りの脂質成分は、主として「多価不飽和脂肪酸」とよばれる種類の脂質です。例えばドコサヘキサエン酸（ＤＨＡ）やアラキドン酸（ＡＲＡ）などが脳の脂質に多く含まれます。多価不飽和脂肪酸は、「二重結合」をもつために、細胞膜を構成する脂質二重膜が緩い状態となっていることによって、細胞の〝柔らかさ〟を生み出します（**図2-9**）。

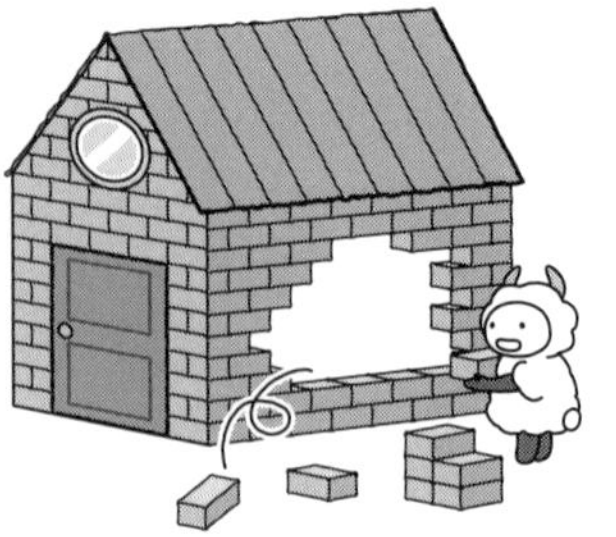

図2-10　脳組織の「動的平衡」のイメージ

脳組織の「動的平衡」

ここで大事なこととして、「動的平衡」について説明しておきましょう。

私たちの体を構成する成分は、摂取する食べ物をもとにしています。子どもの成長過程では、「しっかり食べて大きくなりなさい」といわれてきたと思いますが、大人になってからは「エネルギー源」として食べ物を捉えている方が多いかもしれません。実は、そうではなくて、食べ物は消化されて、いったんいわば〝素材〟の状態になりますが、**その〝素材〟を用いて、私たちの細胞は日々、再構成されているのです**。

つまり、細胞をレンガの家に見立てると、剥がれ落ちるレンガを日々、補っていく必要がある、そんなイメージです（**図2-10**）。前述で述べた、細胞膜を構成する脂質も同様に、**食物として摂取し、ニューロン自体や髄鞘をメンテナンスし続けることが必要です**。

したがって、第3章で述べるような脳の機能を保つには、脳の細胞たちが常に健全な状態であることが必要であり、そのために、適切な栄養を日々、摂取しなければならないのです。

6 神経伝達の要所としてのシナプス

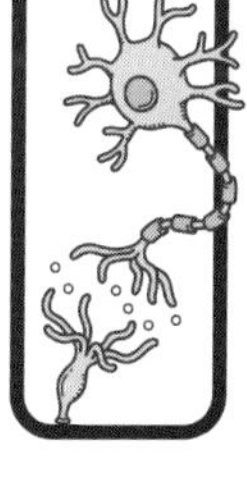

「シナプス」という構造は、一九世紀末にイギリスの生理学者チャールズ・シェリントンによって光学顕微鏡観察をもとに、ギリシャ語で「留め金」を意味する用語として名付けられました。**3**で少し触れたように、当時、カハールは、ゴルジと大論争していました。カハールが「ニューロン説（形態的に神経回路は非連続と考える説）」を唱えていたのに対して、ゴルジは「網状説（形態的に神経回路は連続していると考える説）」を提唱し、神経ネットワーク全体はひとつながりになっていると考えていたのです。その後、一九五〇年代に電子顕微鏡観察が可能となり、カハールの「ニューロン説」が正しいことと、ニューロン同士のつなぎ目であるシナプスの構造が、より詳細に明らかにされたのです。

問 シナプスって何？

シナプスには「化学シナプス」と「電気シナプス」がありますが、本書では、中枢神経系の多くのシナプスを占める化学シナプスを中心に説明しましょう。すでに神経伝達について

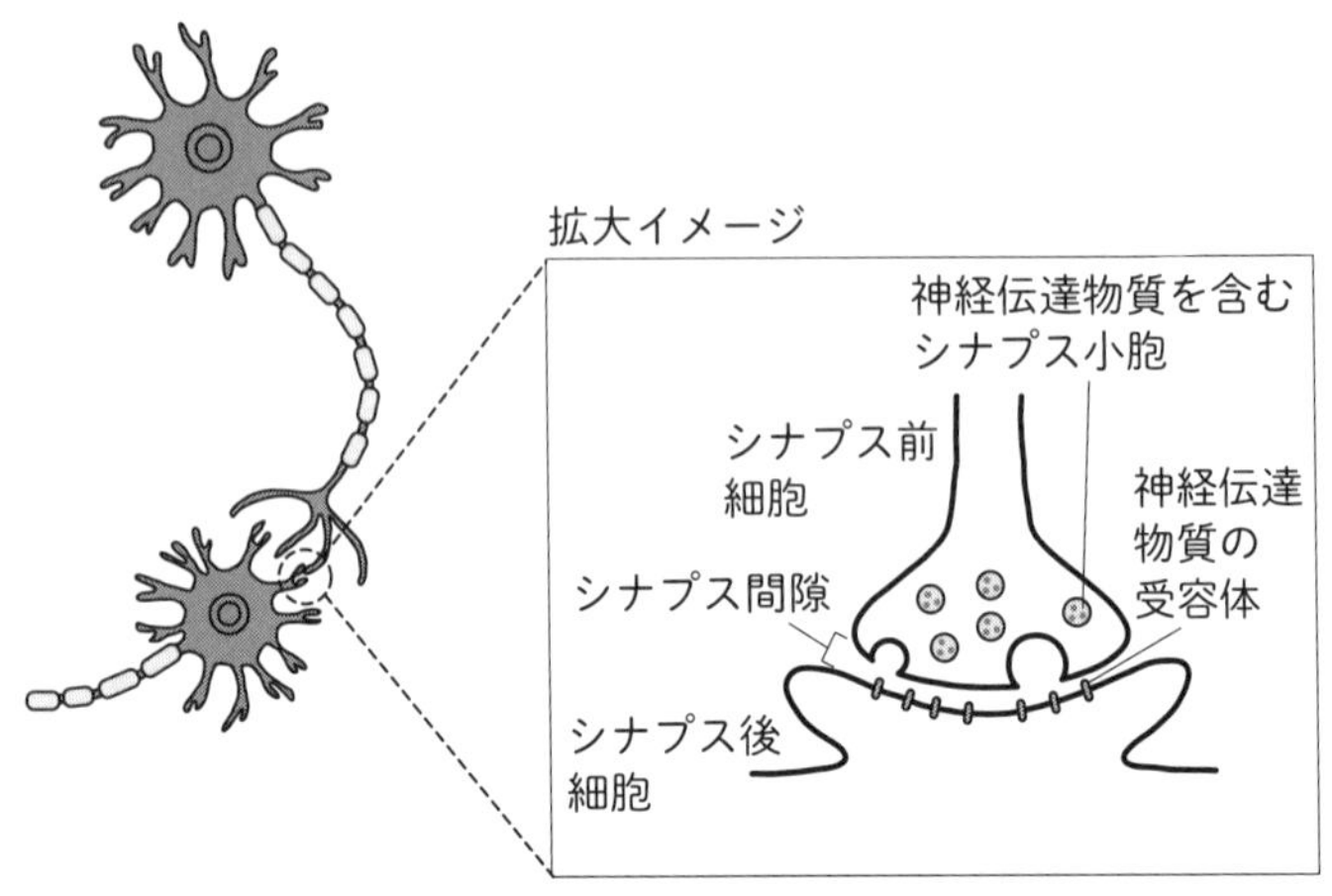

図2-11　シナプスの構造と神経伝達物質の放出

表2-1　神経伝達物質の種類

神経伝達物質	作用
アセチルコリン	副交感神経系、筋肉活動、記憶
ノルアドレナリン	交感神経系、心臓、胃腸、警戒
γ-アミノ酪酸（GABA）	抑制性、脳機能、睡眠
グルタミン酸	記憶、学習
ドパミン	精神高揚、睡眠、学習
セロトニン	抑制性、気分、睡眠
βエンドルフィン	痛み、喜び
メラトニン	睡眠

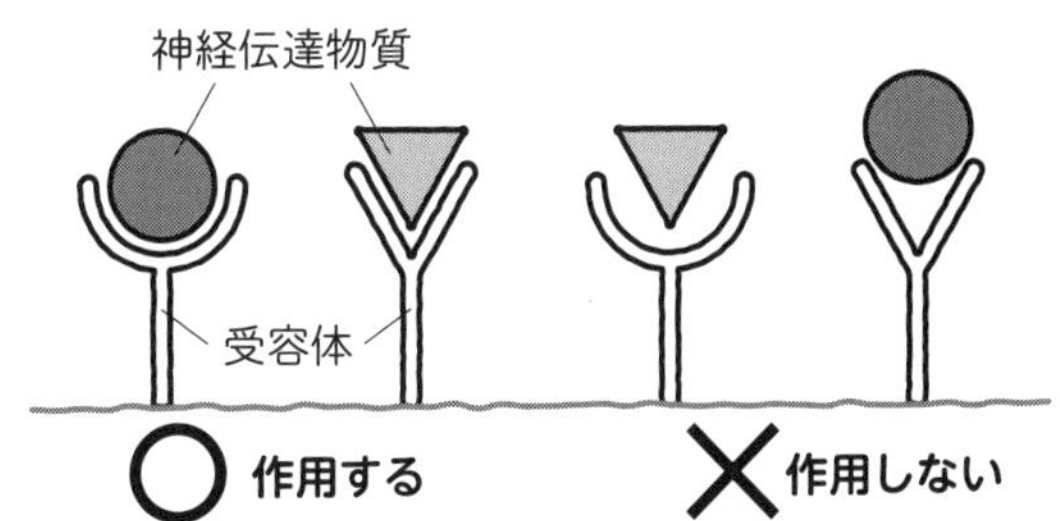

図2-12　神経伝達物質と受容体の組み合わせのイメージ
鍵と鍵穴のように、決まった組み合わせが揃わないと作用しない。

の知識のある方は、読み飛ばしていただいて構いません。また、より詳しい説明が必要な方は、章末の参考文献を参考にしてください。

シナプスの前側のニューロン（シナプス前細胞）の軸索末端が、後ろ側のニューロン（シナプス後細胞）の樹状突起に近接している部分がシナプスです（**図2-11**）。シナプス前細胞の「活動電位」とよばれる電気的な「興奮」は、シナプスの部分で化学物質（神経伝達物質）の放出としてシナプス後細胞に伝えられます。よりミクロレベルで説明すると、「シナプス前部」において「電位依存性カルシウムチャネル」が開き、その結果、カルシウムイオンが流入して、「シナプス小胞」とよばれる小さな袋に含まれている神経伝達物質が「シナプス間隙」に放出されるのです。

「シナプス後部」の細胞表面には、種々の「神経伝達物質受容体」が待ち構えています。神経伝達物質には、**表2-1**で示すような多数の種類がありますが、**特定の鍵（神経伝達物質）と鍵穴（受容体）の組み合わせによって作用します**（**図2-12**）。結合の結果、シナプス後細胞において直接、「膜電位」が変化するか、

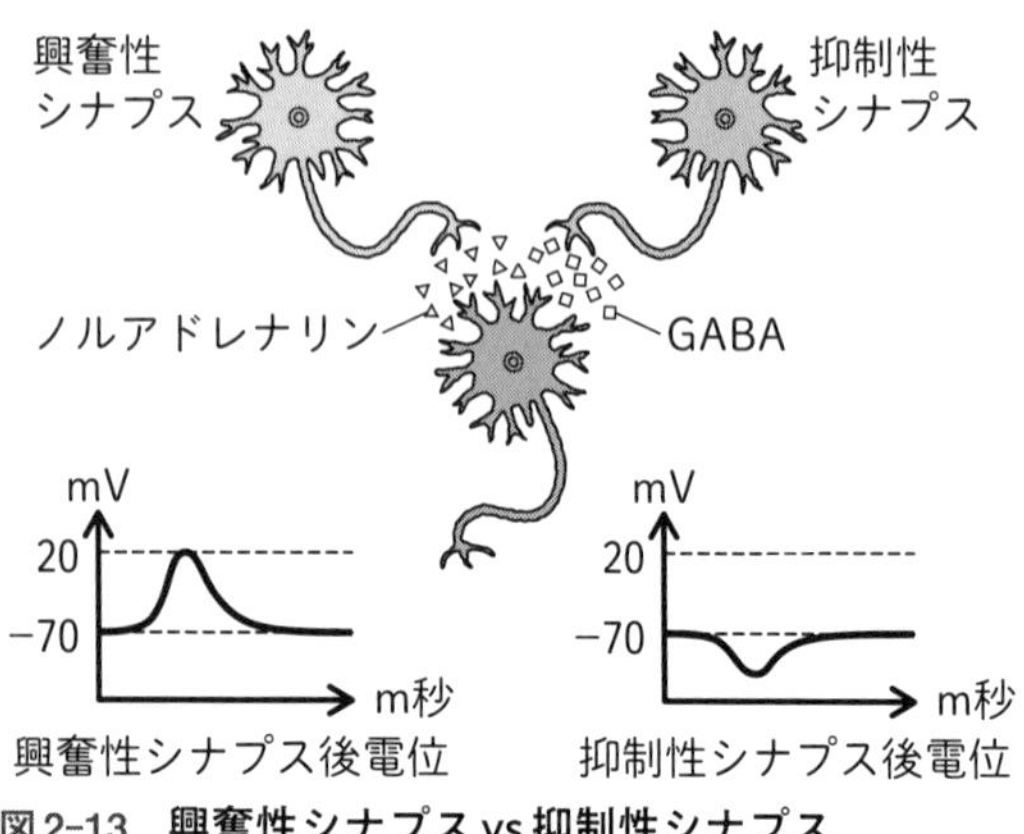

図2-13　興奮性シナプスvs抑制性シナプス

興奮性シナプスでは興奮が促進され電位が上昇（脱分極）する。反対に抑制性シナプスでは興奮が抑制され電位が下降（過分極）する。

細胞内で次に働く特定の物質が活性化されることにより、次の神経伝達が生じることになります。

シナプスの構造をさらにミクロレベルで調べると、シナプス前部には「アクティブゾーン」とよばれるシナプス小胞からの顆粒が放出される場があり、対応するシナプス後部には「シナプス後肥厚部（こうひこうぶ）」とよばれる構造が認められます。これらの構造には、多数のシナプス構成分子が存在しており、その数は約一五〇〇種も同定されています（これらの分子については、後に第4章で神経発達障害との関係で詳しく紹介します）。

興奮を伝えるシナプスvs抑えるシナプス

シナプスには「興奮性シナプス」と「抑制性シナプス」があります。前者は、シナプス前細胞の興奮、

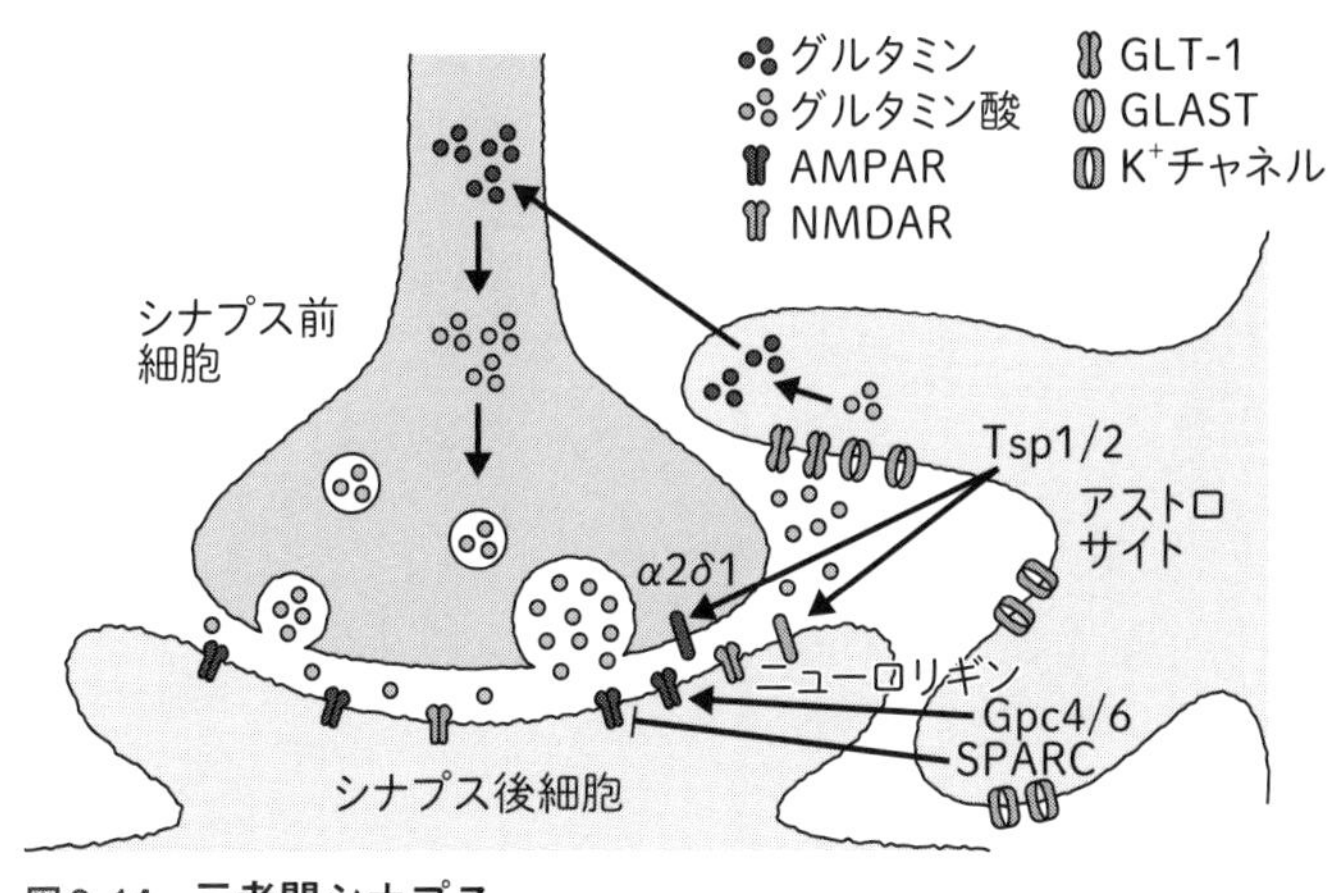

図2-14　三者間シナプス

▶Blanco-Suárez E, et al：J Physiol, 595：1903-1916, 2017より引用。

すなわち「発火」がシナプス後細胞の興奮（脱分極）を促すのに対し、後者はシナプス前細胞の発火がシナプス後細胞の発火を抑制（過分極）することになります（**図2-13**）。電子顕微鏡で観察すると、興奮性シナプスは、シナプス前膜の厚さに比べ、シナプス後肥厚部が極端に厚いのに対して、抑制性シナプスはシナプス前膜の厚さとシナプス後肥厚部の厚さがあまり変わらない構造となっています。

三者間シナプス

最近では、このようなシナプスの構造をアストロサイトが取り巻いていることが明らかになってきました。そのため、シナプス前後のニューロン二つとアストロサイトを合わせて「三者間シナプス（トリパータイトシナプス）」とよばれることもあります（**図2-14**）。三者間シナプスは、三次元的な電子顕微鏡観察技術が開発されたことによって明らかになってきましたが、**実に脳の七割のシナプスが三者間シナプスだと考えられています**。アストロサイトは、シナプス間隙に放出された余分な神経伝達物質を除去する働きがあると考えられてきましたが、より積極的に神経情報伝達にかかわっているのではないか、という証拠も多数上がってきつつあります。逆に、ニューロンもまた三者間シナプスを介して、アストロサイトの産生や分化を制御している可能性が考えられています。ただし、三者間シナプスにかかわる分子として同定されているものは、まだ一〇〇種程度しかありません。シナプスに関する研究は、これまでも神経科学の王道でしたが、三者間シナプスは今後の研究の進展がさらに期待される分野といえます。

7 素早い神経伝達のための「ケーブル」

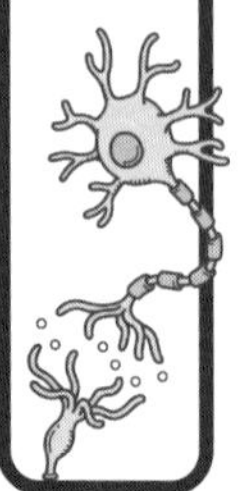

すでにごく簡単に「髄鞘」という構造について触れましたが、もう少し詳しく説明しましょう。髄鞘は最初にシナプスの構造がみつかったのと同じくらいの頃（一九世紀半ば）、ドイツの病理学者ルドルフ・ウィルヒョーによって発見されました。髄鞘はオリゴデンドロサイトの一部がぐるぐる巻きになったものなので、基本的には何重にも重なった細胞膜が

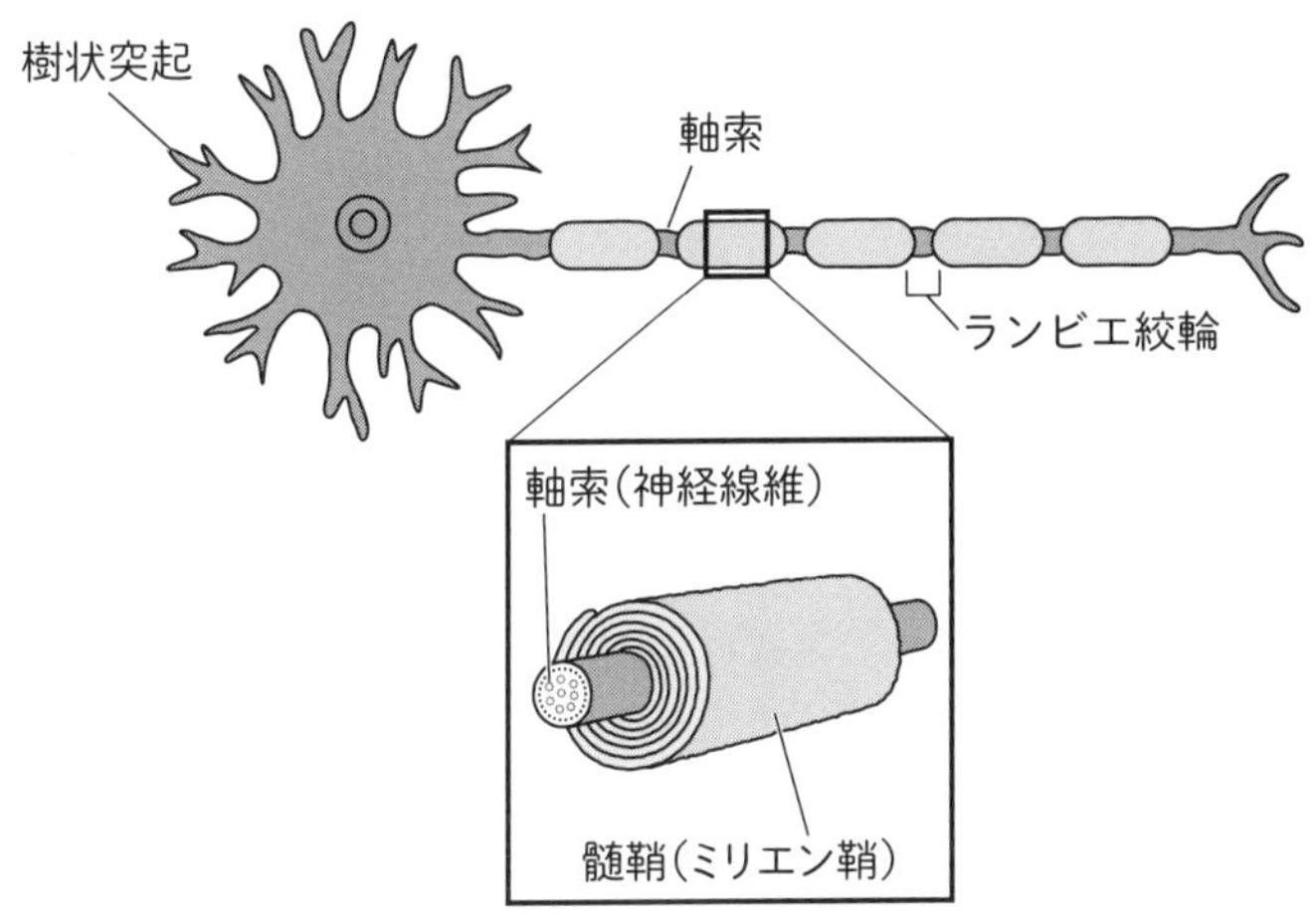

図2-15　髄鞘

バームクーヘン状になっています（図2-15）。**細胞膜はリン脂質の二重膜となっているため脂質に富んでおり、〝絶縁体〟として働くのです。**

軸索を覆う髄鞘は、導線を覆うビニール管のように全体を一様に覆っているのではなく、〇・一～一ミリメートル程度の間隔が開いています。この隙間は、「ランビエ絞輪（こうりん）」とよばれ、この部分で活動電位が発生します（図2-16）。髄鞘化されていない「無髄神経」の軸索では、活動電位はだらだらと連続的に伝わっていきますが、「有髄神経」の髄鞘化された軸索では、**活動電位がランビエ絞輪の部分のみを飛び飛びに伝わっていくことになります**。この「跳躍伝導」によって、神経伝導速度が上昇するのです。

くり返しになりますが、髄鞘を形成しているのはグリア細胞であり、中枢神経系ではオリゴデンドロサイト、末梢神経系では「シュワン細胞」と

A **有髄神経線維**（跳躍伝導のため伝導が速い）

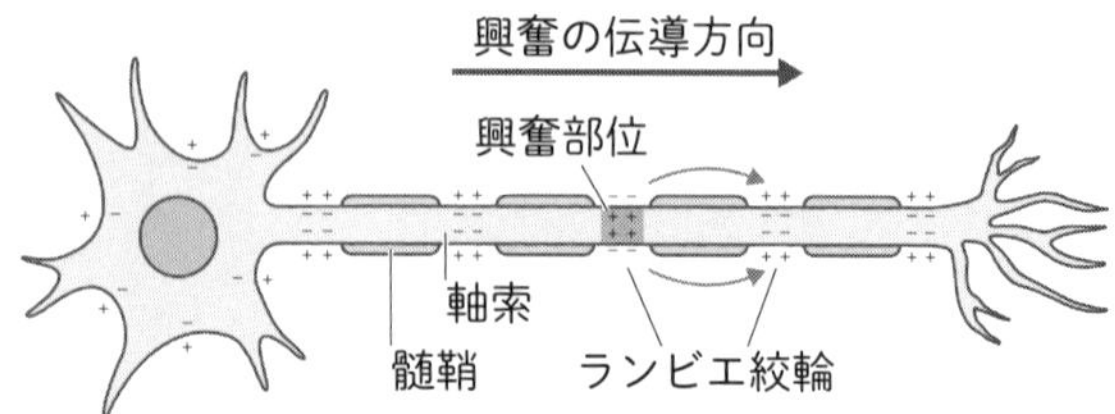

B **無髄神経線維**（興奮伝導が遅い）

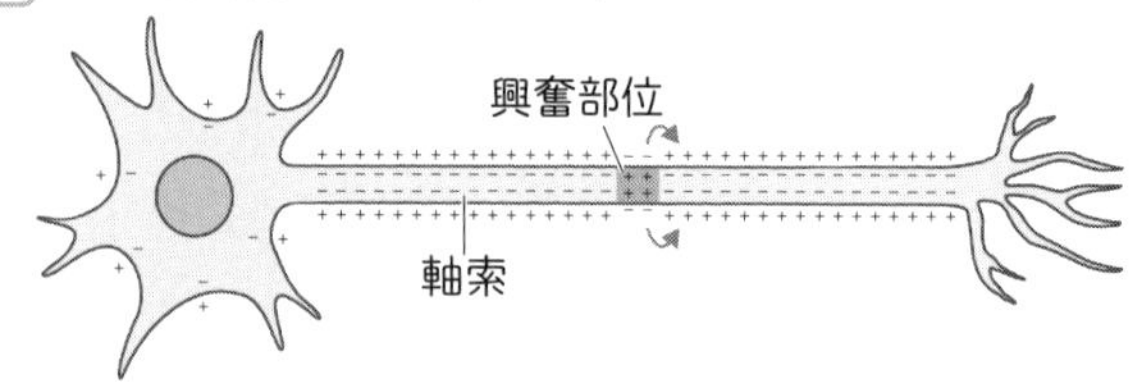

図2-16　跳躍伝導
▶「解剖学」（坂井建雄／監，町田志樹／著），羊土社，2018より引用。

よばれる細胞によって形成されることになります。一つのオリゴデンドロサイトは数本から数十本の突起を伸ばして，多くの軸索に髄鞘を形成するのに対し，一つのシュワン細胞は一本の軸索にしか髄鞘を形成しないとされています。

髄鞘は単なる絶縁体と考えられていましたが，現在では，**軸索と髄鞘の間では絶えず活発な情報交換が行われ，軸索輸送や軸索径の調節などに重要な役割を担うことが明らかになってきました**。また，ランビエ絞輪の部分には，アストロサイトの突起も伸びており，さらに複雑なやりとりがなされていることがうかがわれます。

髄鞘をもつ神経を有髄神経とよびますが，この髄鞘が障害される病気が「脱髄疾患」とよばれるものです。髄鞘が消失することにより神経伝導速度が遅くなり、手足のしびれや運動麻痺、感覚麻痺、視力障害など、さまざまな神経症状が引き起こされることになります。

Tips

◆１ **ヘマトキシリン・エオジン（ＨＥ）染色**：基本的に透明な組織切片を光学顕微鏡で観察するためには、何らかの色を付けないと構造をみることができません。一八世紀から多数の織物染料が探索・開発される過程で、その副産物として組織学の世界に応用される色素が生まれました。ＨＥ染色は、病理組織標本の最も基本的かつ重要な染色法で、摘出したがん組織の悪性度の判定などにも用いられます。ヘマトキシリンという色素は、核やリボソームなどを青藍色に、エオジンは、細胞質・線維・赤血球を赤色に染色します。さらに詳しく原理を説明すると、ヘマトキシリンは正に荷電しているため、負に帯電している「核酸」のリン酸基とイオン結合して青く染まるのです。一方、エオジンは、色素自体は負に帯電しているため、正に帯電している細胞質や間質組織と結合します。ヘマトキシリンに染まりやすい細胞や組織を「好塩基性（こうえんきせい）」、反対にエオジンに染まりやすいものを「好酸性（こうさんせい）」とよぶこともあります。ちなみに、ヘマトキシリンの名前の由来は、色素が抽出されたマメ科の木に由来し、ギリシア語で「hema（血液、赤い）＋xyl（木）」、すなわち「血のような赤い木」に基づきます。エオジンの名前の方は、その色合いからギリシア神話の「曙の女神（Eos）」に由来しているというのは、ちょっと素敵ですね。

参考文献

- 「みる見るわかる脳・神経科学入門講座　改訂版　前編　はじめて学ぶ、脳の構成細胞と情報伝達の基盤」（渡辺雅彦／著）、羊土社、二〇〇八
- 「みる見るわかる脳・神経科学入門講座　改訂版　後編　はじめて学ぶ、情報伝達の制御と脳の機能システム」（渡辺雅彦／著）、羊土社、二〇〇八
- 「新版　動的平衡　生命はなぜそこに宿るのか」（福岡伸一／著）、小学館、二〇一七

- 「脳の誕生　―発生・発達・進化の謎を解く」（大隅典子／著）、筑摩書房、二〇一七
- 「アインシュタイン　消えた〝天才脳〟を追え」（ＮＨＫスペシャル）、ＮＨＫ、二〇一八
https://www.nhk.or.jp/special/detail/20180729_2.html（二〇二三年六月閲覧）
- 「アインシュタイン　消えた〝天才脳〟を追え 特別編」（ＢＳ１スペシャル）、ＮＨＫ、二〇二〇
https://www.nhk.jp/p/bs1sp/ts/YMKV7LM62W/episode/te/PV3NM3W549/（二〇二三年六月閲覧）

第3章

脳の発生のおはなし

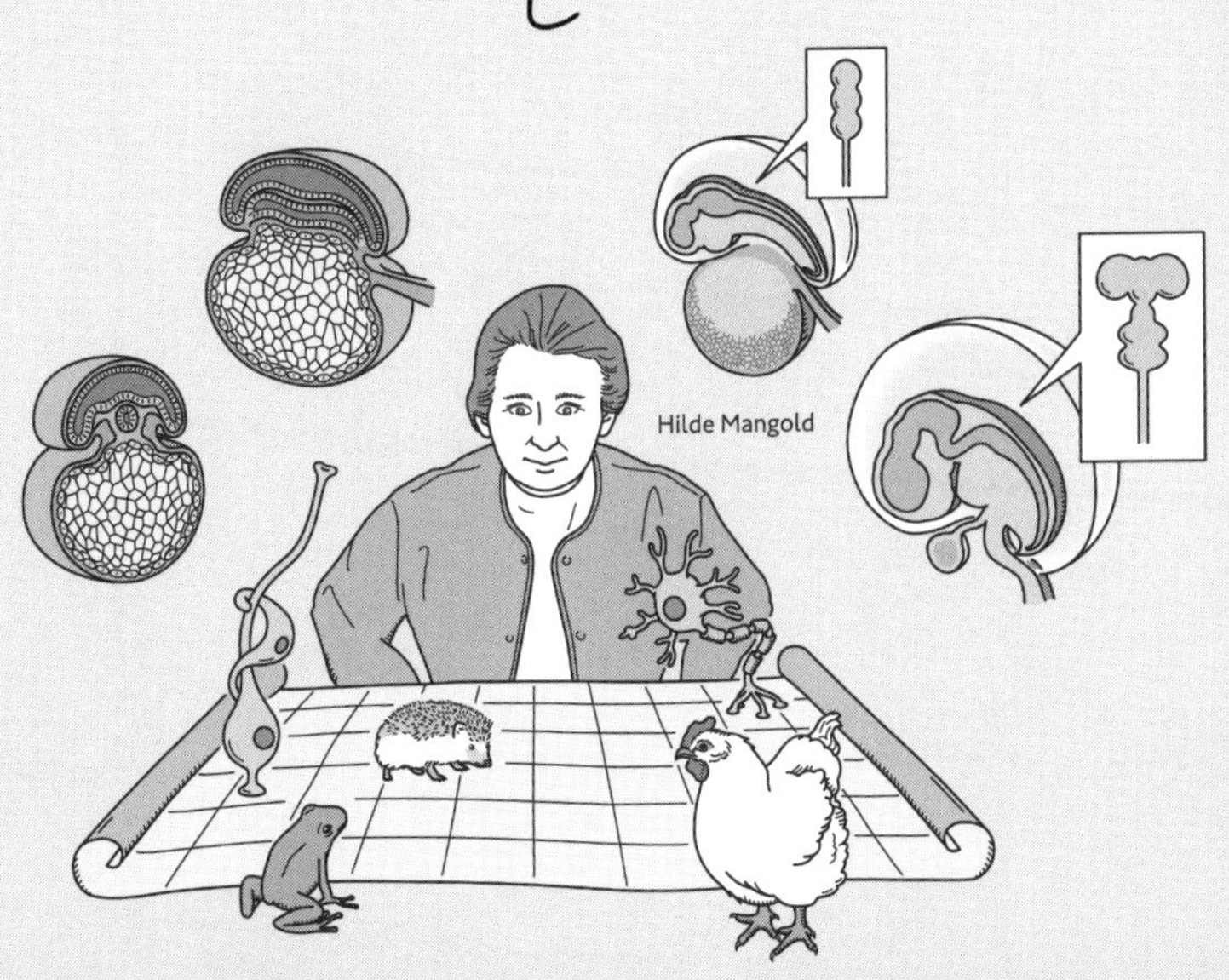

1 はじまりは「管」

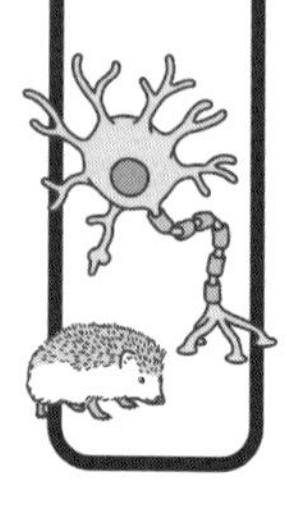

ヒトは受精後、三八週で生まれますが、将来脳となる細胞の集まりである「原基（げんき）」は、この後、お話するように、受精後四週目あたりからつくられはじめます。脳の原基の未分化な細胞がどんどん増殖するとともに、ニューロンなどの異なる細胞へと「分化（ぶんか）」◆1していきます。産生されたニューロンは、それぞれ適切な場所に移動し、他のニューロンとの間にネットワークを構築します。その後、ニューロンより遅れてグリア系の細胞が産生されます。キリンでもウマでも、産み落とされて数時間のうちに立ち上がることができますが、ヒトは他の動物よりも未熟な状態で生まれます。ヒト脳の発達は生後も続き、出生前から引き続いて、シナプスの形成や、余分なシナプスの除去、髄鞘の形成などが行われます。第4章で述べるように、最近の研究からは、成人型の脳になるのは二〇歳くらいと示されているので、結局、二〇年以上もかかって、ヒトの脳ができあがることになります。

受精から神経管ができるまで

脳の成り立ちをたどるにあたり、卵子と精子が受精した後の発生を概説しておきます。たった一個の細胞である受精卵は、どんどん分裂して、一週間目くらいの「胚盤胞（はいばんほう）」とよばれる空洞をもった球形の状態になったところで、子宮の壁に着床します。ちなみに、誤解されている方も多いのですが、受精は子宮で起きるのではなく、放出された莫大な数の精子たちが子宮から卵管を上って「卵管采（らんかんさい）」とよばれるところまで到達し、卵子が卵巣から放出されるのを待ち構えているのです。多数の精子のなかで、卵管采まで泳ぎきって、さらに最初に卵子に受精できた一個の精子のみが、卵子とともに次世代個体を形成します。

着床後、胚盤胞の中の内部細胞塊（ないぶさいぼうかい）の細胞が二層構造になり、受精後三週目で三層構造が形成されていきます。いわゆる「外胚葉」「中胚葉」「内胚葉」◆2が形成されるのがこの時期です。

その後、受精後四週目で、シート状の外胚葉の正中部（中心部分）が肥厚し、「神経板（しんけいばん）」という構造となります**（図3-1）**。神経板はどんどん大きくなるとともに、縁が盛り上がって背中側でくっつき（癒合）、やがて受精後五週目には「神経管（しんけいかん）」という管が形成されます**（図3-1）**。**この神経管こそが、中枢神経系の原基です。**

このとき、土手状に盛り上がった神経板の縁の部分は「神経堤（しんけいてい）」とよばれます。この後のコラムで取り上げますが、両側の神経堤部分がくっつき合う前後に、神経堤の領域の細胞が上皮–間葉転換（ＥＭＴ）して、神経堤細胞として胚体内を移動し、末梢神経系のニューロ

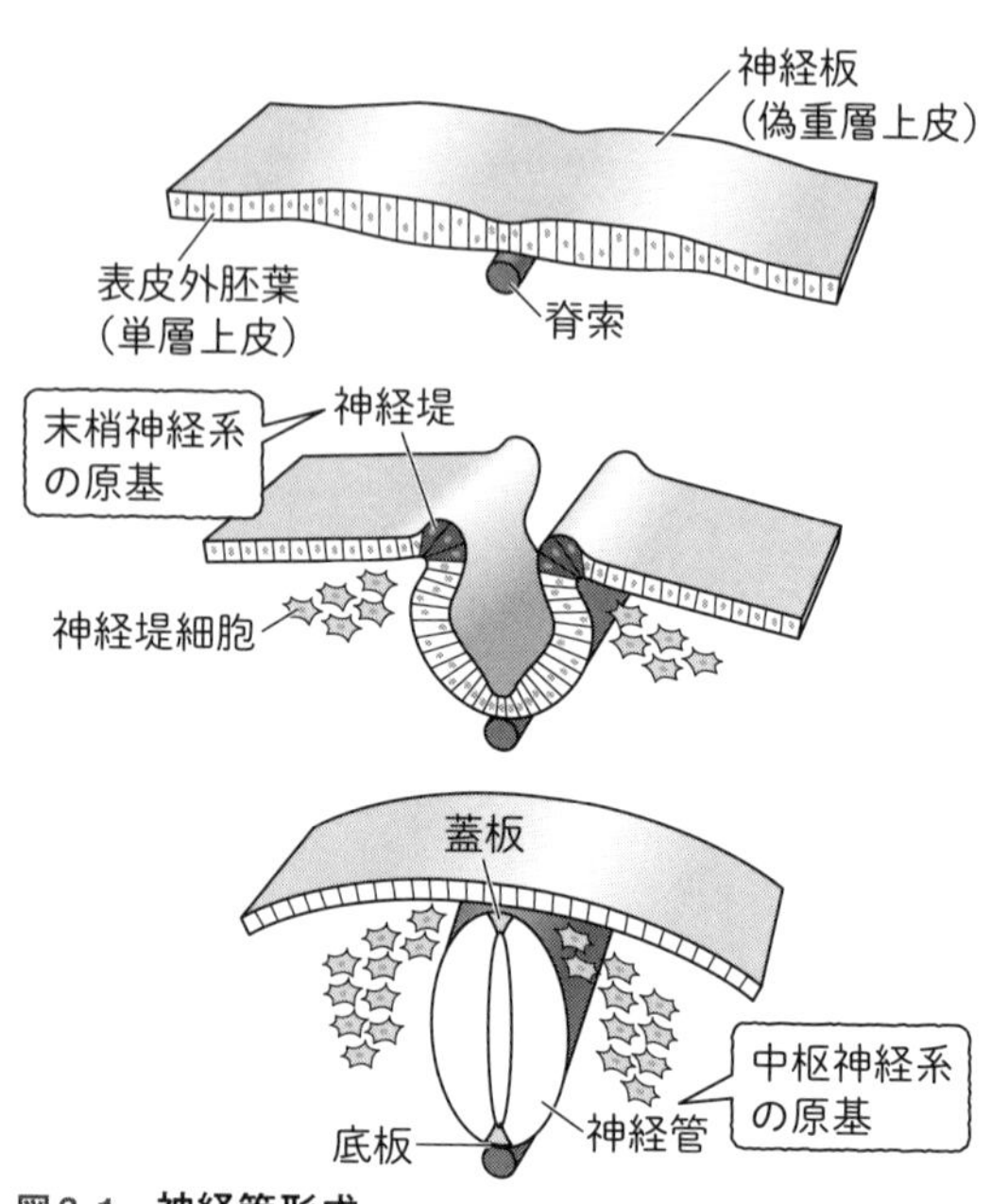

図3-1　神経管形成

ンやグリア細胞（シュワン細胞）を生み出します。

管から脳が作られる

さて、神経管の前方部では、細胞増殖がさかんで、「脳胞」という膨らみが生じます。前方から、「前脳胞」「中脳胞」「後脳胞（もしくは「菱脳胞」）」という名前が付いています。この時期を「3脳胞」とよぶこともあります（**図3-2左**）。ちなみに、発生についてお話するときの「前方」という用語は、大人の体を扱う解剖学の用語とは異なることにご注意ください。前方は「吻側」とよばれることもあり、「前方―後方」と「吻側―尾側」が対になる

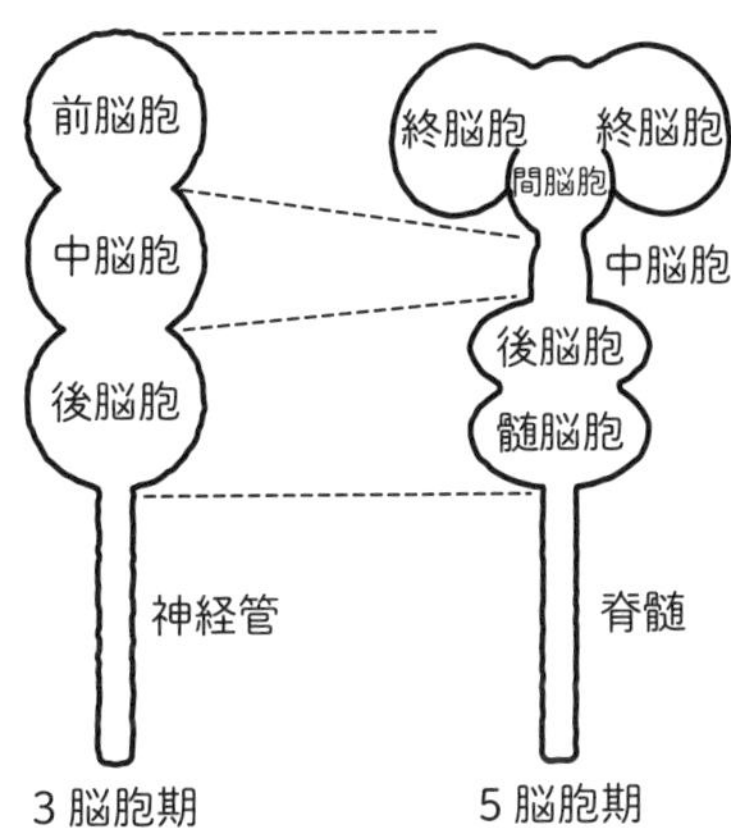

図3-2　３脳胞期から５脳胞期へ
▶脳科学辞典：脳胞（https://bsd.neuroinf.jp/wiki/脳胞）をもとに作成。

用語です。脊椎動物の祖先である魚類の状態を想像すると、対になる言葉の関係がわかりやすくなります（第2章図2-2参照）。

六週目には、前脳はさらに「終脳（しゅうのう）」と「間脳」にわかれ、これらはそれぞれ、大脳および視床などを派生することになります。後脳（菱脳）からは、将来の小脳と脳幹が形成されます。終脳は左右の大きな膨らみとして形成されるので、この時期は「5脳胞」とよばれます（**図3-2右**）。

このように、脳脊髄のもととなるのが神経管という管状の構造であるため、大人になったときにも脳室や中心管という構造があり、その中に脳脊髄液が含まれるのです。

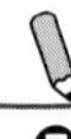

❼神経誘導の実体

外胚葉から神経板がどのようにして誘導されるのかについての研究は、一九三五年のノーベル生理学医学賞の受賞対象になった「オーガナイザー（形成中心）」の発見にさかのぼります。ハンス・シュペーマンは、両生類のイモリを用いた実験によって、胞胚とよばれる時期の背側上唇部（はいそくじょうしんぶ）とよばれる領域の断片を別の胚に移植すると、「二次胚」とよばれる神経管や眼を備えた組織が誘導されることを見出し、この背側上唇部がオーガナイザーであると提唱しました（**図3-3**）。この実験は、実際には弟子のヒルデ・マンゴルト（**図3-4**）が器用に行ったものでしたが、ノーベル賞の受賞までにマンゴルトは亡くなってしまったので、シュペーマンが単独で受賞しました。しかしながら、現在ではマンゴルトの功績に敬意を払って、「シュペーマン・マンゴルトのオーガナイザー」とよばれるようになっています。このオーガナイザーの分子的な実体については、それから半世紀が費やされることになります。

その間に、さまざまな実験がなされました。例えば、将来、表皮になるはずの外胚葉の部分を切り取って、細胞をバラバラにしてしばらく培養すると、その細胞たちはニューロンに分化します。すなわち、外胚葉からの分化の〝デフォルト〟はニューロンのようにみえます。つまり、正常な発生では、何らかの因子がニューロンへの分化を妨げているのです。このニューロンへの分化を抑制する因子は、骨形成タンパク質（ＢＭＰ）です。〝骨形成〟という名前が付いていますが、実際には骨と関係のない組織でも重要な働きをしています。

後に同定された「神経誘導因子」は、実はこのＢＭＰの働きを阻害するものでした。ややわかりにくいかもしれませんが、「阻害因子を阻害する」ことによって、誘導が生じるのです。具体的には、ノギン、コーディン、フォリスタチン、アクチビンなどの分子に神経誘導活性があることがわかりました。

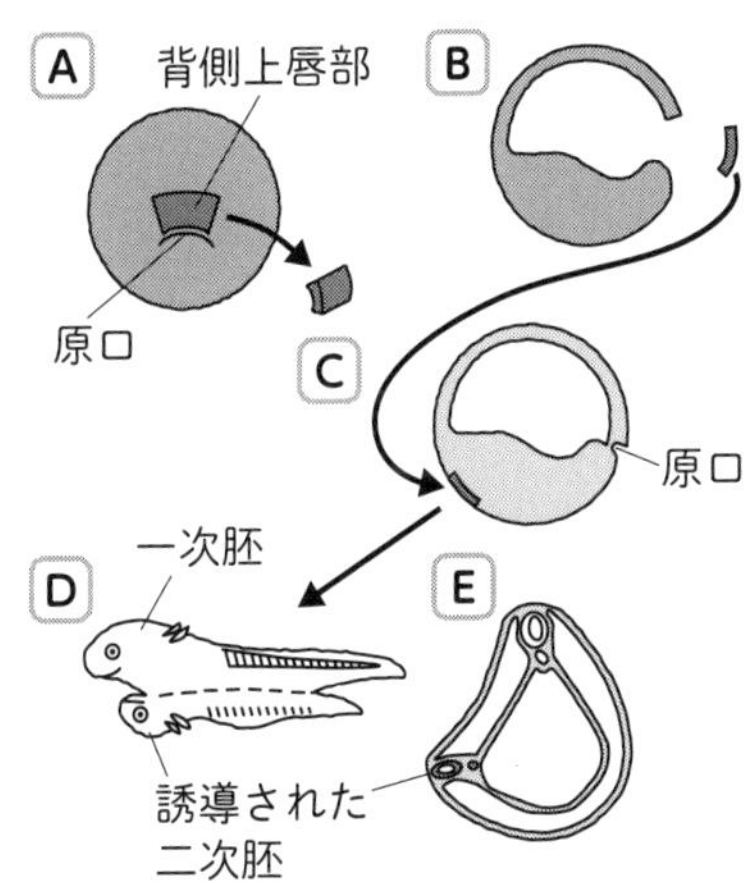

図3-3　オーガナイザーを見出したシュペーマン・マンゴルトの実験

▶脳科学辞典：オーガナイザー（https://bsd.neuroinf.jp/wiki/オーガナイザー）をもとに作成。

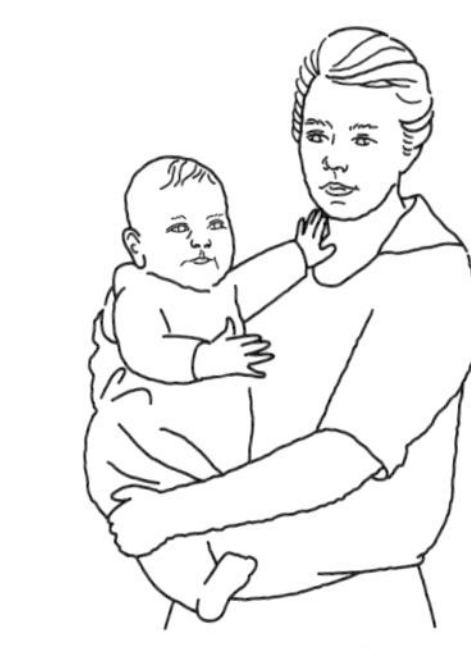

図3-4　ヒルデ・マンゴルト

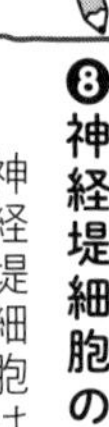

❽神経堤細胞の魅力

神経堤細胞は末梢神経系のもとになる細胞ですが、その他に、皮膚の色素細胞、副腎皮質の褐色細胞、頭部では顔面の骨、軟骨、筋膜などもつくり出す、八面六臂(はちめんろっぴ)の細胞です。神経堤細胞が神経上皮から離脱する現象は「上皮－間葉転換（EMT）」とよばれ、がんの転移などと共通のメカニズムがあると考えられています。神経堤細胞は増殖するとともに、多様な細胞に分化することから、幹細胞としての性質を備えていると考えられます。神経堤細胞に異常が起こり、そのような細胞が増殖（腫瘍化）すると、例えばメラノーマ（悪性黒色腫）、褐色細胞腫、神経芽腫が生じます。このように多様な性質を備えた神経堤細胞は研究の対象として非常に興味深いものです。筆者も大学院生から助手の頃に頭部神経堤細胞の移動と顔面形成に関する研究を行っていましたが、当時、フランスのニコル・ル＝ドワラン博士、イギリスのジリアン・モリス＝ケイ博士、アメリカのマリアンヌ・ブローナー博士などの女性研究者が先人として活躍していたことに、大いに勇気づけられました。

2 神経管の中の〝お母さん細胞〟？

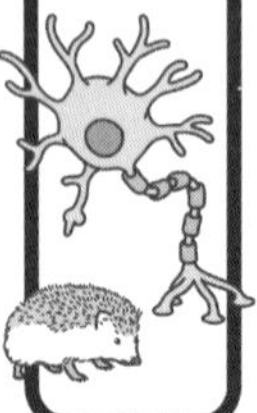

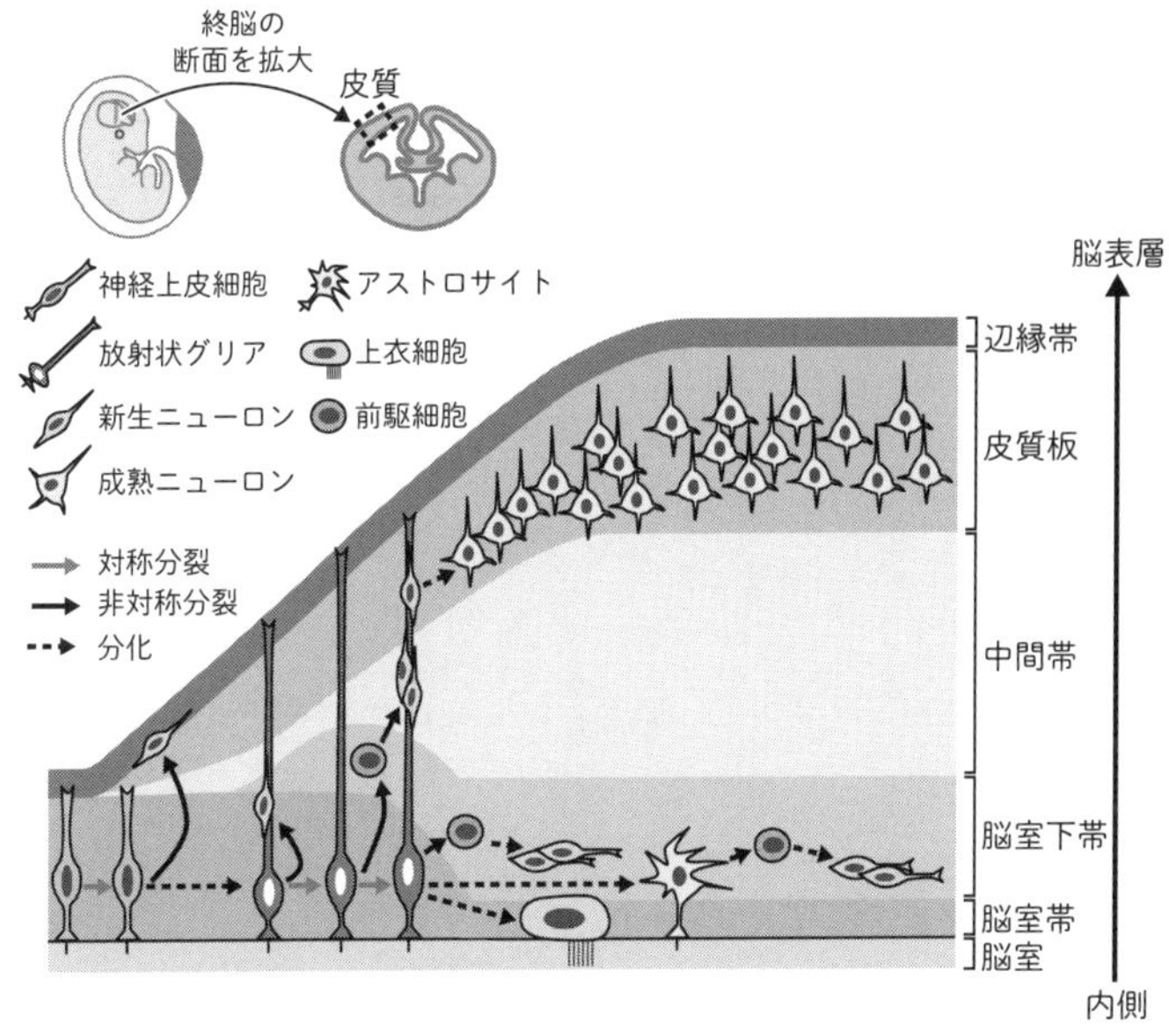

図3-5　神経管の中で生じるニューロン新生とグリア新生

▶脳科学辞典：脳室帯（https://bsd.neuroinf.jp/wiki/脳室帯）をもとに作成。

ニューロンを生む神経幹細胞

では、神経管から大脳皮質ができるまでをみてみましょう（**図3-5**）。内側、すなわち将来の脳室側には、神経管の時期からさかんに分裂している細胞がみえます。この領域を「脳室帯」とよびます。成長するにつれて脳の外側に位置する層が形成され、軟膜側では多数のニューロンが集まる「皮質板」と呼ばれる領域ができます。また、脳室帯と皮質板の間には「脳室下帯」と「中間帯」という層が形成されます。

脳室帯で細胞分裂がみられるのは、「神経幹細胞」◆3が分裂してニューロンを生み出すからです。この現象を

「ニューロン新生」もしくは「神経新生」とよびます。

放射状グリアとは？

第2章で、神経系の細胞たちは特殊な形をしていることについて触れました。実は、胎生期の神経幹細胞も、とてもユニークです。**神経幹細胞は、基本的には脳室から脳の表面まで、ひと繋がりの細胞です**。したがって、神経管でニューロン新生がさかんになっていくと、神経幹細胞の丈がどんどん伸びていくのです。つまり、神経幹細胞もまたニューロンと同様、細胞膜の割合が非常に多い細胞ということになりますね。

この神経幹細胞は、かなり長い間、グリア細胞だと思われていました。非ニューロンで脳の原基の隙間を埋めている支持細胞という扱いだったのです。神経管の中で〝放射状〟に位置するので「放射状グリア」という名前が付けられました。実際に、放射状グリアではアストロサイトと共通する分子が働いており、似た性質があることも事実です。

一九世紀末から存在は知られていた放射状グリアは、ニューロンの移動の足場になるということが後に知られるようになりました。このことは、追ってお話しします。

放射状グリアが、実はニューロンを生み出す母体でもあるとはっきりわかったのは、ようやく二〇世紀末になってからのことです。齧歯類(げっしるい)を用いて、大脳皮質原基を薄いスライスに

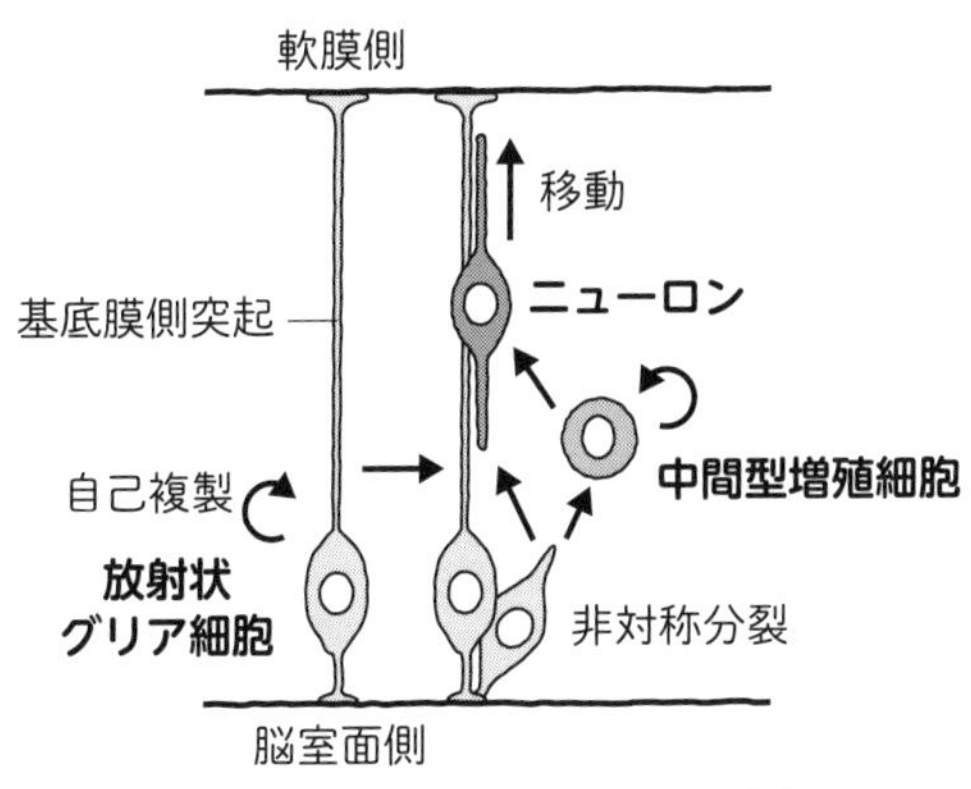

図3-6　放射状グリアは“お母さん細胞”
▶出典元：脳科学辞典，放射状グリア細胞（https://bsd.neuroinf.jp/wiki/放射状グリア細胞）より引用。

して培養する実験系や、子宮の中で発生する脳原基の標識を行う技術など、さまざまな実験系の工夫による〝総合知〟として、今では、**放射状グリアが神経幹細胞、より正確には、神経前駆細胞としての機能も備えることが明らかになりました。**

つまり、放射状グリアは、ニューロンを生み出すとともに、子どものニューロンがまとわり付いて脳の表面側によじ上っていくという〝お母さん細胞〟なのです（**図3-6**）。

放射状グリアはどのようにニューロンを生み出すのか？

ここで重要なのは「非対称分裂」という事象です。

一個の細胞は必ず二個の細胞に分裂します。別の言い方としては、二個の「娘細胞」を生み出し

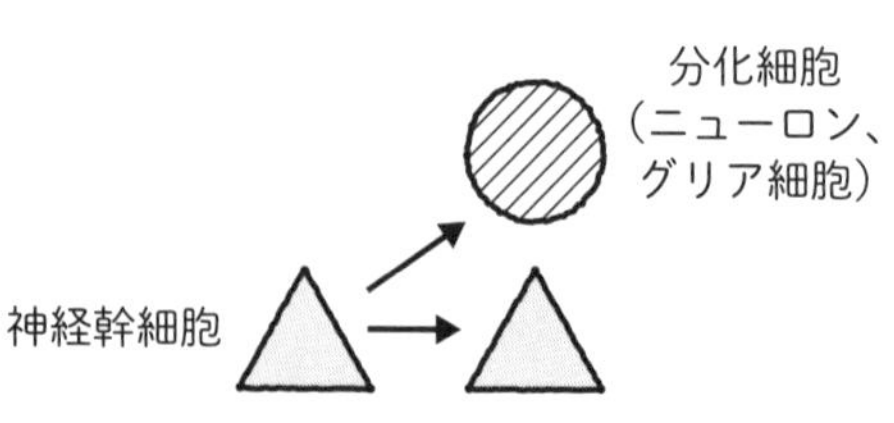

図3-7　神経幹細胞の非対称分裂

神経幹細胞は非対称分裂することにより、自分自身を維持しつつ、分化する細胞（ニューロンやグリア細胞）を生み出す。つまり幹細胞＝ニューロン新生のメインテナンス部隊！

ます。遺伝情報を担うＤＮＡが二重らせんであり、それぞれの鎖が鋳型となってコピーがつくられるので、一個の細胞が三個にわかれるというようなことはありません。

「対称分裂」では、二個の等価な娘細胞が生まれます。これに対して、放射状グリアの非対称分裂では、片方の娘細胞は放射状グリアとして残り、もう片方の娘細胞のみ分化した細胞になるのです（**図3-7**）。つまり、この仕組みがあることによって、**放射状グリアは枯渇せずに、次々と分裂しながらニューロンを産生していくことができるのです**。

ニューロン新生にはどのような分子たちが働いているのか？

転写制御因子の働き

まず、内因的な働きをもつタンパク質を取り上げましょう。

個々の細胞には父方・母方に由来する二セットのゲノムが含

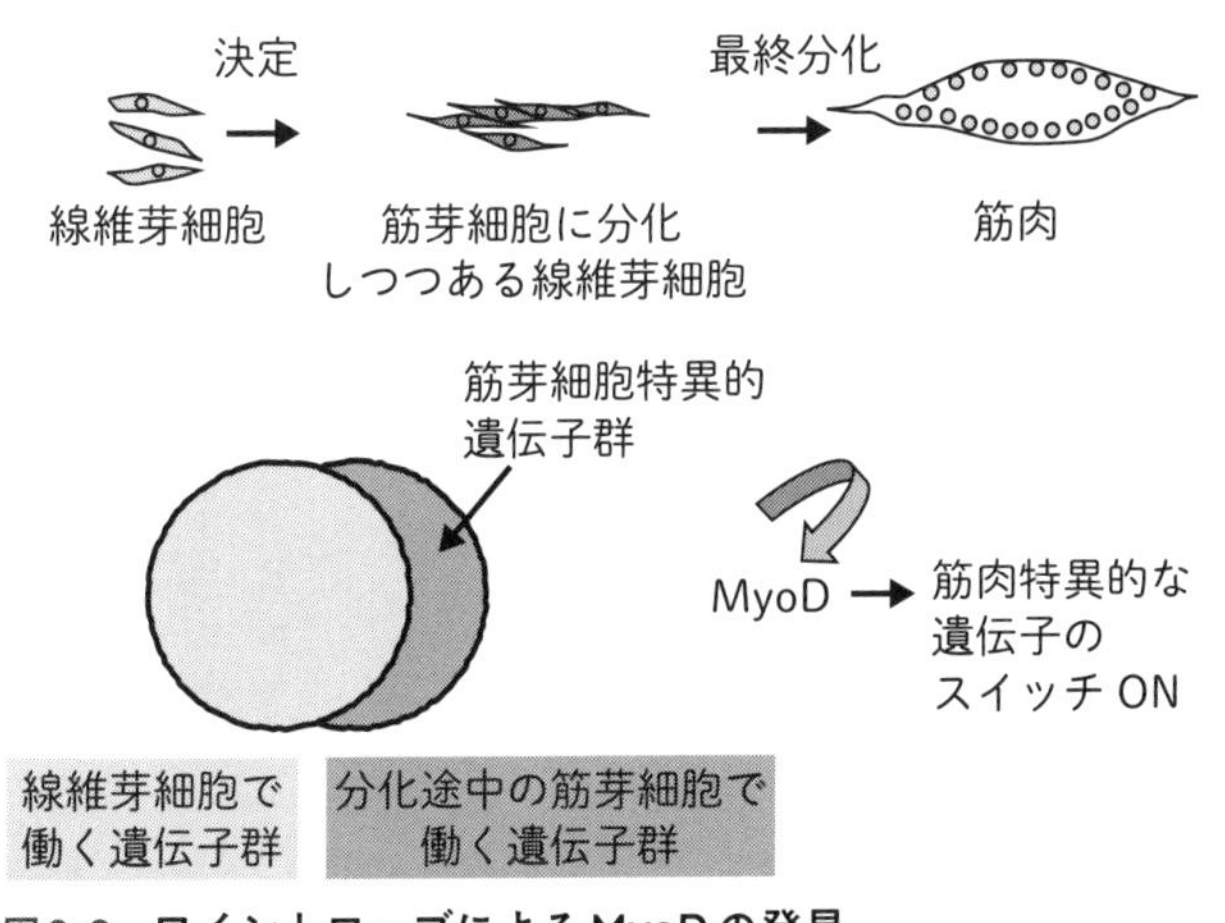

図3-8　ワイントローブによるMyoDの発見

線維芽細胞に特異的なmRNA群と筋芽細胞に分化しつつある線維芽細胞に特異的なmRNA群を比較することにより、後者のなかから転写制御因子MyoDが同定された。

まれます。ゲノムは遺伝子の総体を意味しており、現在、ヒトには約二万二千個の遺伝子があると見積もられています。そのような多数の遺伝子たちは、細胞の種類によって活性化しているものと、そうでないものがあります。遺伝子を活性化する働きをもつタンパク質は「転写制御因子」とよばれています。言い換えると、**転写制御因子は、標的となる子分の遺伝子たちのスイッチを入れる役割があります。**

　発生現象における転写制御因子の働きとして、最も最初に取り上げられたのは、MyoD（マイオディー）という名前のものでした。この命名者であるアメリカのハロルド・ワイントローブは、培養下で普通の線維芽細胞を筋細胞に分化させることができる因子としてMyoDを発見しました（**図3-8**）。そのワイントローブが〝二匹目のドジョウ〟として見出したNeuroD（ニューロディー）は、ニューロンの分化を促進する働きがありました。アフリカツメガエルという両生類の受精卵にNeuroDの遺伝子を導入すると、外胚葉が神経組織に転換したのです。

このように、**転写制御因子は包括的に細胞の性質を変化させる内因性因子です**。山中伸弥先生がｉＰＳ細胞を誘導する際に用いたのも四つの転写制御因子の組み合わせでした。

放射状グリアで働く転写制御因子

哺乳類大脳皮質原基に存在する放射状グリアで働く転写制御因子の一つにPax6（パックスシックス）という名前のものがあります。もし*Pax6*遺伝子のホモ接合変異◆4によってPax6の機能が全く失われてしまうと、放射状グリアの増殖が維持されず、ニューロン分化が亢進（こうしん）することによって、最終的には産生されるニューロン数が非常に少なくなり、脳が小さくなってしまいます。私たちはこれを*Pax6*変異ラットを用いて見出しましたが、マウスの変異でも同様で、ヒトでもそのような症例が報告されています（なお、鋭い方は気づかれたかもしれませんが、遺伝子の名前は斜体として書き表わし、タンパク質は正体で表記するのが生命科学分野のお作法となっています）。

次に働く転写制御因子はTbr2という名前のもので、さらにNeuroD、Tbr1と、働く転写制御因子が移り変わる間に、細胞の性質は放射状グリアからニューロンへと変化していくのです（**図3-9**）。

ただし、ややこしいことに、Pax6はある種のニューロンでも強く働くことがあり、アストロサイトにPax6を強制的に働かせるとニューロン分化を引き起こすという研究結果もあります。さまざまな分子の働きは微細に調節されているので、研究結果を解釈するときには慎重な配慮が必要といえるでしょう。

ニューロン分化に関して、細胞同士の間で相互作用する分子群もあります。その代表選手は、細胞膜に存在するNotchという受容体と、そのリガンド◆5であるDeltaなどの分子です。Deltaもまた膜タンパク質です。

Notchは基本的に未分化性の維持にかかわります。Notchは放射状グリアの脳室帯の部分に多く存在し、一様に分布しているのですが、Deltaは細胞ごとに強く働いている細胞とそうでない細胞があり、そのような細胞が〝ごま塩状〟に存在しています。Deltaが働くようになると、ニューロン分化が促進されます。このようなDeltaが働いている細胞と接した細胞では、Notchを介して細胞内に「神経分化抑制」のシグナルが伝わります。つまり、先にDeltaが優位になった細胞が「お先に～♬」と分化していきつつ、隣の細胞には「あなたはまだだから待っていてね」とダメ出しをするのです（**図3-10**）。

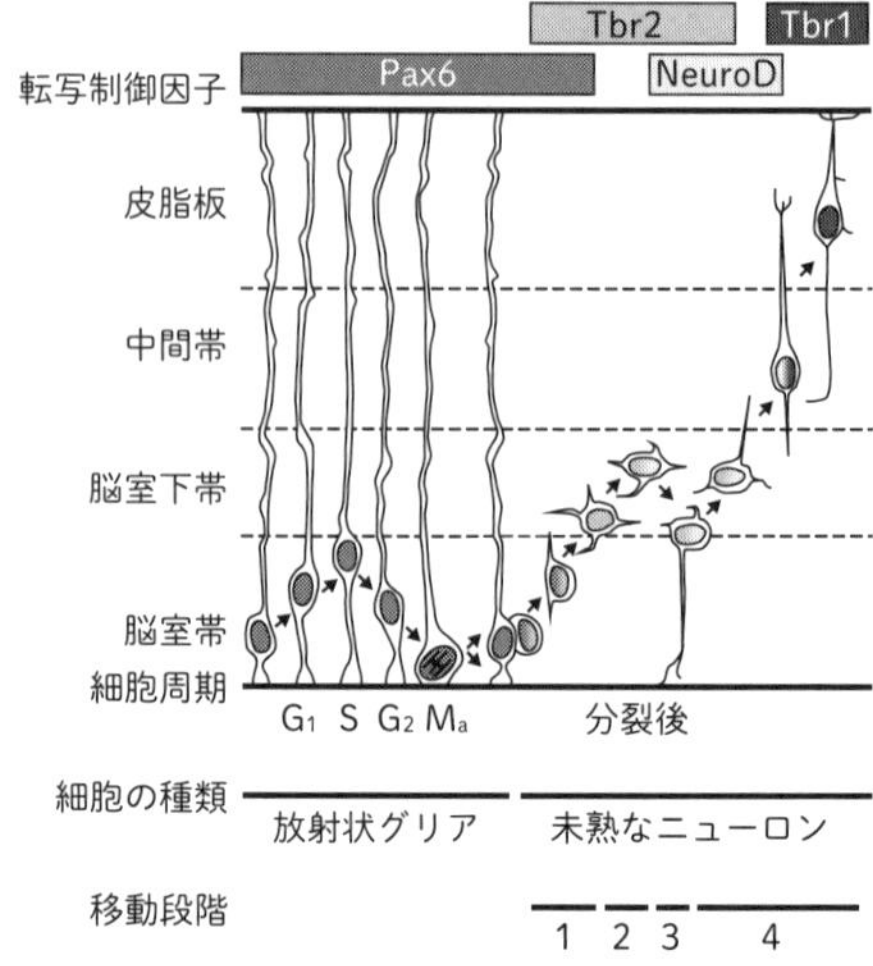

図3-9　大脳皮質ニューロン分化に関わる転写制御因子

▶Hevner RF, et al：Neurosci Res, 55：223-233, 2006より引用。

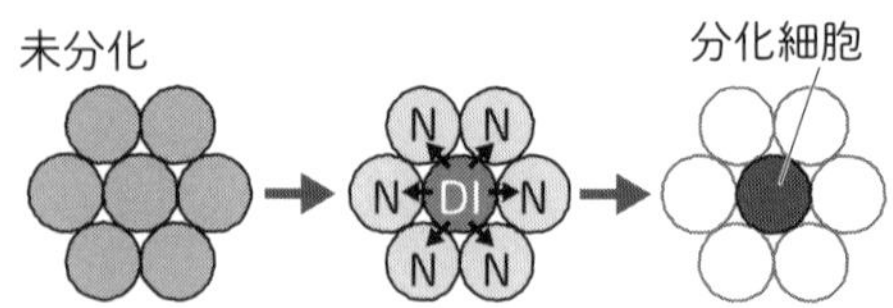

図3-10　Notchシグナルの働き

中央の細胞でDelta（Dl）が働くと、この細胞はニューロンに分化するとともに、接している細胞ではNotch（N）を介してニューロン分化が抑制される。

▶栄 伸一郎：分化の波の数理モデルとその解析（https://indico2.riken.jp/event/3089/attachments/8629/11021/Eitalk.pdf）より一部抜粋して引用。

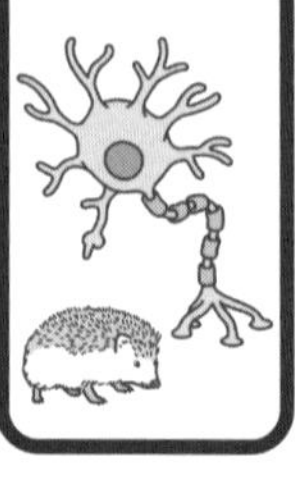

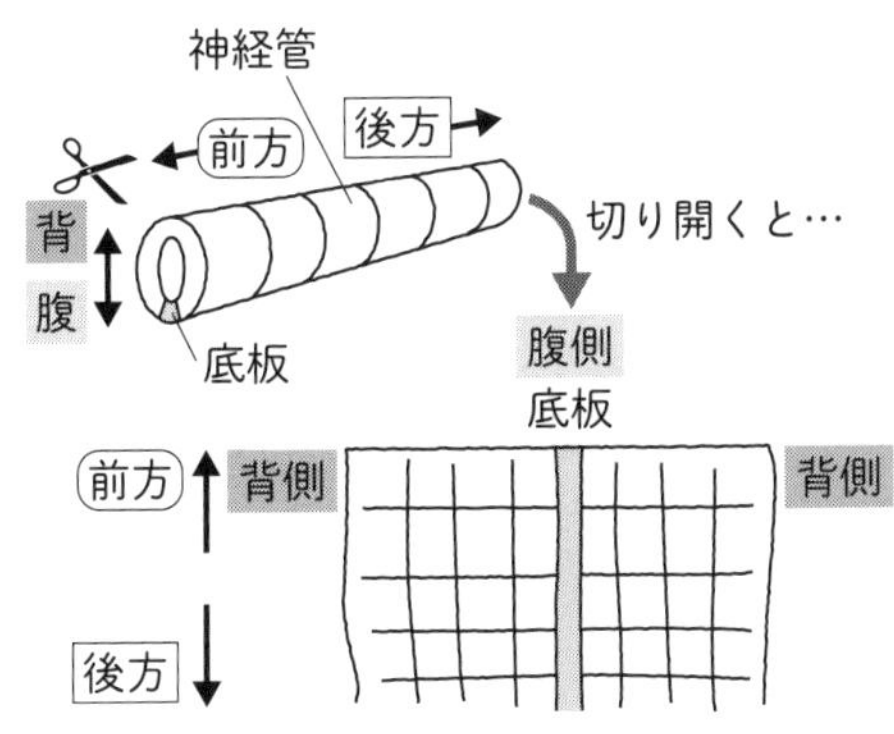

図3-11　“背開き”にした神経管
▶「脳の誕生」（大隅典子／著）、図3-1、筑摩書房、2017をもとに作成。

脳という臓器の特徴として、部位によってさまざまな機能の違いがあり、それを支える組織構築や細胞の種類の差異があるということを先にお話しました。高度な機能を営む脳が構築されるためには、正しいタイミングで正しい位置に正しい数のニューロンが生まれる必要があります。それは、どのようにして行われるのでしょうか？

神経管の番地付け

多様なニューロンが生まれるのは、まず、神経管の〝番地付け〟にさかのぼります。神経管は、「前後軸（吻尾軸）」および「背腹軸」の二つの軸があります。ここで神経管を〝背開き〟にしてみると、二次元に展開できますね（**図3-11**）。これの二次元展開された神経管の地図には、前後軸と背腹軸に沿った〝番地〟が付いているのです。発生生物学用語では「位置情報」とよびます。

碁盤の目のような街を思い浮かべていただき、腹側一丁目には商店街があり、二丁目には飲食店が多い……そのような具合に、**領域ごとに異なる性質をもったニューロンが配置されるというわけです**。

では、具体的にはどのようなメカニズムによって位置値が決まるのでしょうか？　脳より構造が単純な脊髄部分を取り上げ、どのように番地付けされるのかについて説明しましょう。

腹側の番地付けの決め手は〝ハリネズミ〟

脊髄腹側の最も正中部分に「底板（ていばん）」という構造があります。この部位の細胞からは、ソニック・ヘッジホッグ（ＳＨＨ）というタンパク質が分泌されます。おかしな名前と思うかもしれませんが、研究者は自分が発見した分子（遺伝子やタンパク質など）の名付け親になれるという特権をもっていて、自分の好きな名前を付けることができるのです。ＳＨＨという名前はセガのゲームキャラクターである青いハリネズミのソニック・ザ・ヘッジホッグに由来し、とてもパワフルなタンパク質です。このＳＨＨが腹側の番地付けの主役です。

このメカニズムは、ニワトリ胚を用いた次のような実験（**図3-12**）によって一九九五年に証明されました。

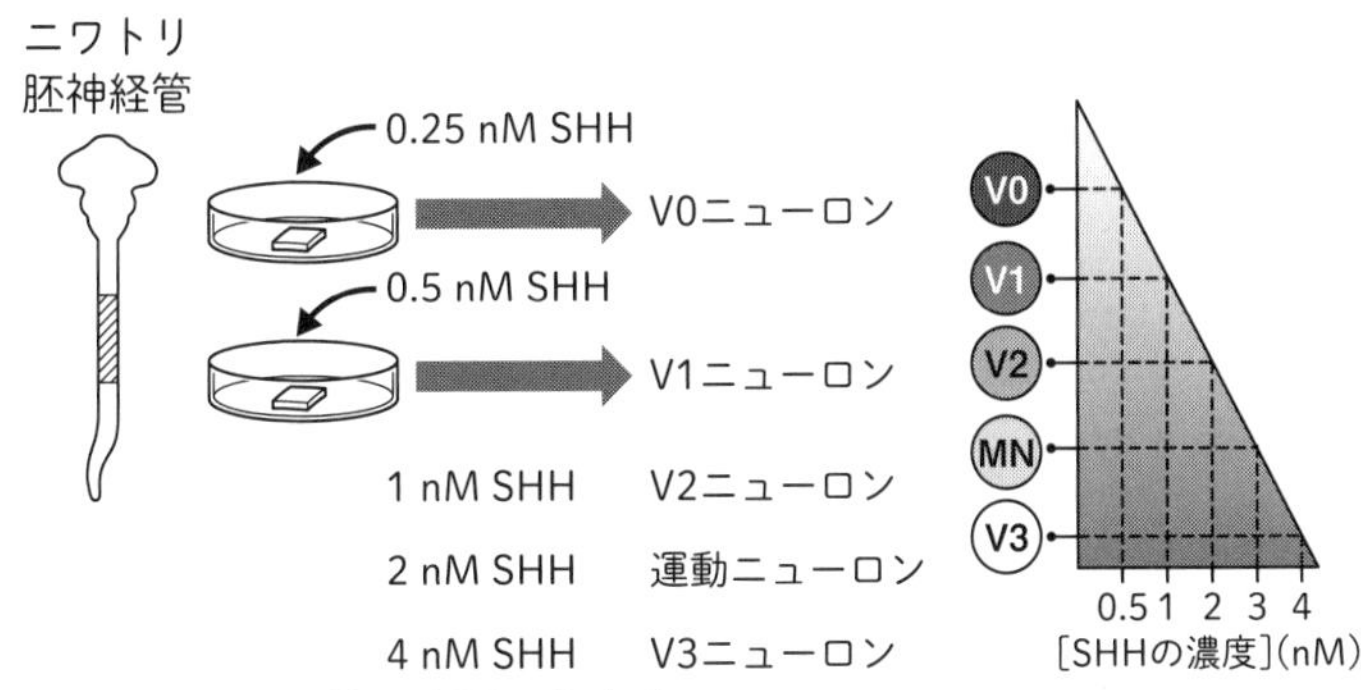

図3-12　SHHの働きを調べた実験

SHHの働き

ニワトリ胚の未分化な神経管を取り出して断片化しておきます。これを培養皿に入れて、培養液に異なる濃度のSHHを添加し、どのようなニューロンが分化するのかを調べます。結果は一目瞭然で、最も濃い濃度のSHHを加えた神経管組織からは底板が、次に濃い濃度では最も腹側の介在ニューロン（V3）が、それよりも薄い濃度では運動ニューロン（MN）が、さらに薄い濃度ではV2ニューロンが…というように、SHHの濃度に応じて異なるニューロンに分化することがわかりました。すなわち、**神経管の異なる位置の細胞に異なる濃度のSHHという分泌因子が働きかけることによって、異なるニューロンが誘導されたのです**。

さらに補足すると、このとき、神経管の細胞の中では、SHHの濃度によって、異なる転写制御因子のスイッチがオンになり、その組み合わせによって、異なる細胞の性質を示す、という分子メカニズムが働いています。分泌因子→転写制御因子→細胞のアイデンティティという原則は、発生の根本原理の一つとなっています。

〝番地付け〟にかかわる分子たち

■分泌因子

ＳＨＨ以外の分子も番地付けにかかわります。

神経管の背中側の正中部分、「蓋板（がいばん）」とよばれる領域では、骨形成タンパク質（ＢＭＰ）やＴＧＦβなどのタンパク質が分泌され、背中側から一丁目、二丁目……という位置値を与えます。神経管の前後軸に対しても、異なる番地が振られています。前後の位置値にかかわる分子には、ビタミンＡの誘導体であるレチノイン酸、分泌因子のＷnt（ウィント）などがあります。このように、何種類もの分子たちがハーモニーを奏でながら、神経発生が進んでいきます。

■転写制御因子

もともとはショウジョウバエの変異体から同定されたホメオドメインタンパク質なども、転写制御因子として前後軸に沿った位置情報を与えるのに重要な因子です。例えば、発生初期の「菱脳」には、いくつもの〝くびれ〟があって節構造が認められるのですが、このような「菱脳分節」それぞれに特異的な脳神経が発生します。

異なるニューロンが分化するための時間的な制御

これまでは、ニューロンが正しい位置に配置されるメカニズムについてみてきました。では、今度はその場所でつくられたニューロンが、違うニューロンへ分化していく時間的な制御メカニズムをみてみましょう。

すでに説明したように、ニューロン新生は、最初にどんどん対称分裂だけ行って、ある時点に急に〝せえの〟とニューロンに分化するのではありません。放射状グリアが幹細胞（前駆細胞）としての性質を維持しつつ、非対称分裂によって、ニューロンを生み出していくのです。このとき、大脳皮質原基では、早く生まれたニューロンは脳の深いところに位置し（深層ニューロン）、遠くまで軸索を伸ばし、次のニューロンへ繋がる（投射）のに対して、遅く生まれたニューロンは浅いところに位置し（浅層ニューロン）、交連ニューロンとして脳梁を構成し、反対側の大脳皮質に投射、もしくは大脳半球内の近いニューロンに投射します。

したがって、神経幹細胞として働く放射状グリアは、**発生の時間とともに、生み出すニューロンの性質を変えていくといえます**。また、さらに発生が進むと、神経幹細胞からグリア系の細胞が生み出されるようになります（**図3-5**）。この図は大脳皮質を念頭に置いた

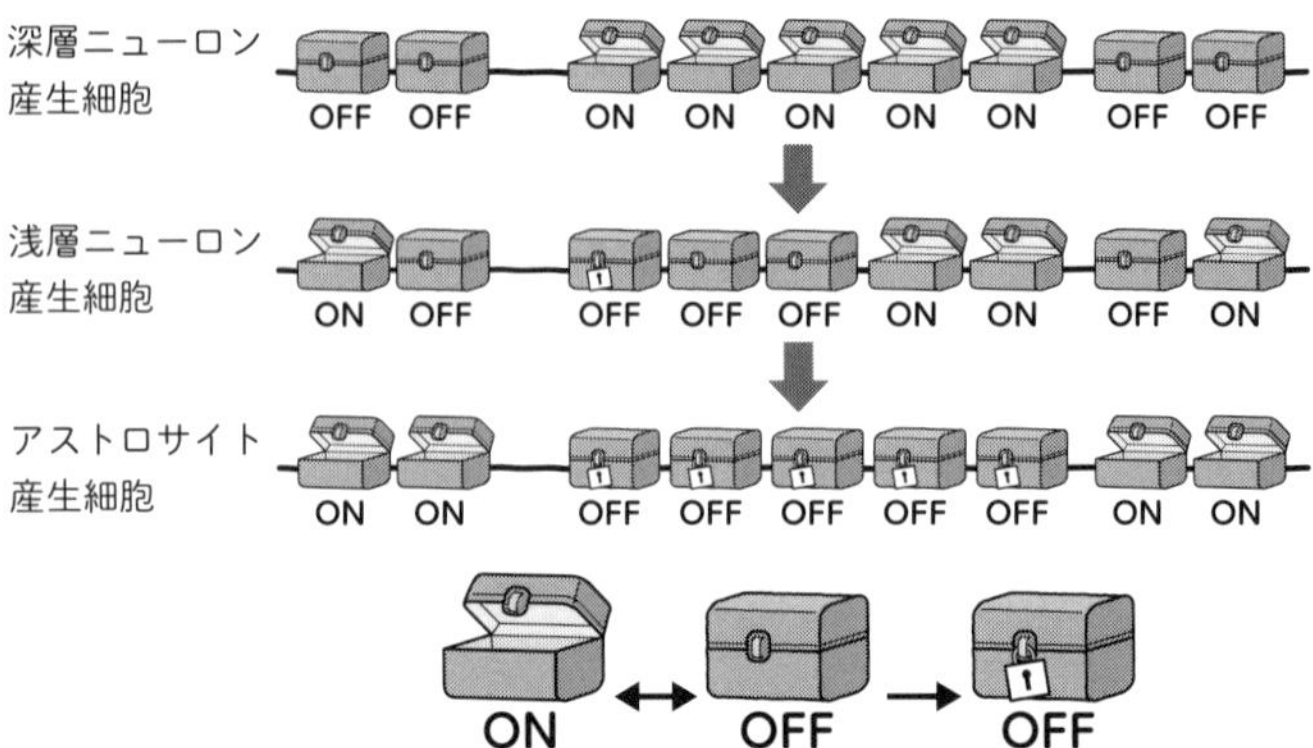

図3-13　神経発生過程におけるエピジェネティックな遺伝子発現制御

発生過程において神経幹細胞の性質が徐々に変化するにつれて、遺伝子のスイッチがオフの状態になり、さらに発生が進むと鍵がかかってしまう。

模式図なので、先にアストロサイトが産生され、後にオリゴデンドロサイトが生じます。脊髄では、先にオリゴデンドロサイトが産生され、後からアストロサイトが生まれることがわかっています。

このような神経幹細胞の運命が転換する現象を支える仕組みとして、「エピジェネティクス」について少し触れておきましょう。生体の細胞は、どの細胞も同じ遺伝子セットをもっていますが、**細胞の種類によって、どの遺伝子が働くかは異なります**。遺伝子部分をちょうど〝箱〟に見立てるとすれば、大雑把にいって、発生が進行するにつれて、使う必要のない遺伝子の箱は徐々に閉じられていきます。箱の蓋は、当初は閉じたり開いたりすることが可能ですが、発生が進んでいくと徐々に〝鍵〟がかかって開かなくなります。このような仕組みがエピジェネティクスです（**図3-13**）。

神経発生の過程で重要なエピジェネティック因子として、「ポリコームタンパク質」があります。早生まれの深層ニューロンの産生から浅層ニューロンの産生へとスイッチが切り替わる際、ポリコームタンパク質が働いて、早生まれのニューロンの性質を決める遺伝子群のスイッチをオフにします。その結果、早生まれのニューロンはつくられなくなるのです。同様に、アストロサイト産生への転換にもポリコームタンパク質がかかわります。このようにして、細胞の運命の転換が生じるというわけです。

4 神経細胞の位置はどうやって決まる？

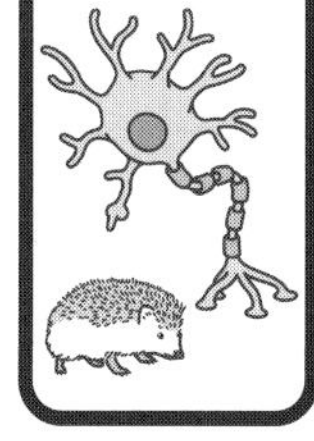

第1章で、哺乳類の大脳皮質が典型的には六層の構造をとることに触れました。ニューロンが産生された後、どのようにして適切に脳の中に配置されるのでしょうか？　本章の最初で、放射状グリアがニューロン移動の〝足場〟になることについて前触れとしてお話ししました。この様子を詳しくみていきましょう。

興奮性ニューロン◆6の移動

終脳の背側を占める大脳皮質の原基では、放射状グリアが脳室面で非対称分裂し、ニューロンへ分化していく娘細胞を生み出します。その細胞は放射状グリアの細長い突起にくっつきながら、脳の表面側に向かって昇っていきます（放射状移動）。やがて、皮質板（ひしつばん）とよばれる領域で落ち着きます。先ほども触れた大脳皮質の六層はこの皮質板に含まれ、脳表面に近い層から第Ⅰ～Ⅵ層とよばれます。

すでに、皮質板のニューロンのうち、深層ニューロンが早生まれの集団で、浅層ニューロンが遅生まれの集団であることを説明しました。このとき、次々と生まれるニューロンは、**遅生まれのニューロンが早生まれのニューロンを追い越して、より脳の表面側にまで移動するのです**。このような大脳皮質構築におけるニューロンの移動様式を「インサイドアウト」とよびます（**図3-14**、ただし、例外として、カハール・レチウス（CR）細胞というニューロンは、いちばん最初に生まれて、大脳皮質の表面に存在しています）。

この現象は、一九六〇年代に流行ったオートラジオグラフィーという手法によって明らかになったものです。これは、核物理学の副産物としてつくられたトリチウムチミジンという放射性同位体が、DNA合成期の細胞に核酸の一つ、チミンの代わりに取り込まれるという性質を利用しています。アメリカのリチャード・シドマンが行った実験では、妊娠ラットに

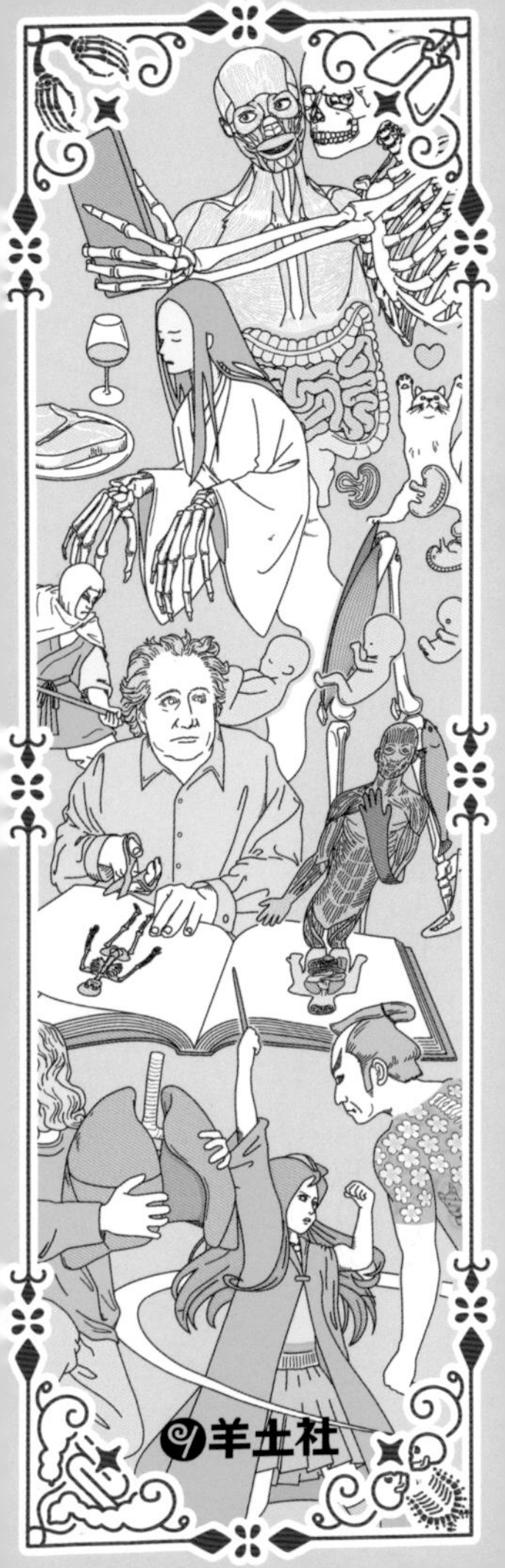
羊土社

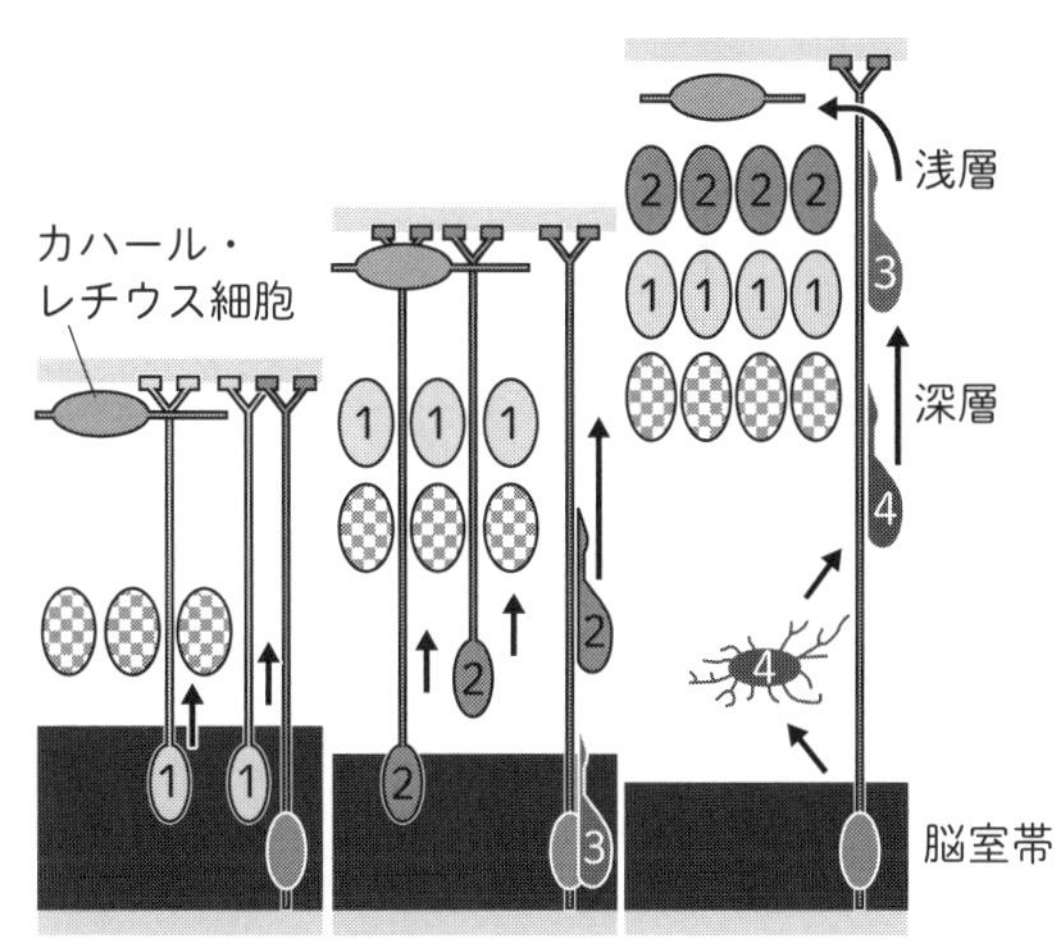

図3-14　大脳皮質原基にみられるニューロンの「インサイドアウト」の移動様式

早生まれのニューロンの上に、後から生まれたニューロンが積み上がる。
▶出典：佐藤　真：生産と技術，67：80-85，2015（http://seisan.server-shared.com/671/671-80.pdf）より引用。

トリチウムチミジンを投与したところ、胎齢十一日目にトリチウムチミジンを取り込んだ細胞は、大脳皮質の深部に位置しており、一三日目に取り込んだ細胞は第Ⅴ／Ⅳ層に、一五日目に取り込んだ細胞は表層のⅡ～Ⅳ層に存在していることがわかりました。

このようなインサイドアウト様式のニューロン移動は、哺乳類の大脳皮質原基においてのみみられる特殊な様式です。この仕組みによって、哺乳類の大脳皮質では、狭い脳室側よりも圧倒的に広い脳表面側に大量のニューロンを配置することが可能です。つまり、**哺乳類がより巨大化する大脳皮質を獲得できたのはインサイドアウト様式でニューロンが移動するからなのです。**詳しくはコラム❾も参照ください。

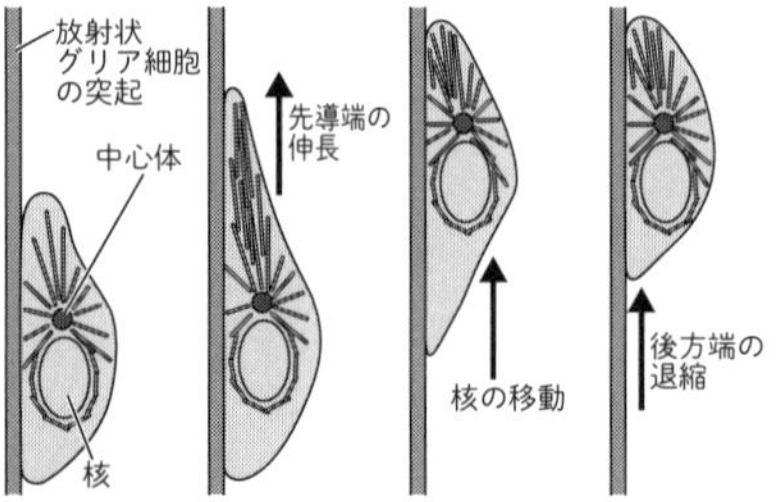

図3-15　放射状のニューロン移動と細胞骨格の働き

放射状グリアの細胞突起に沿って移動するニューロンでは、細胞核の周囲に存在する細胞骨格の働きによって、まず移動方向に伸長したのち、細胞核が引っ張り上げられる。

▶「カンデル神経科学 第2版」（宮下保司／監修）、メディカル・サイエンス・インターナショナル、2022より一部抜粋して引用。

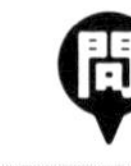

どんな分子たちがニューロンの移動にかかわるのか？

まず、基本的な細胞移動に必要な分子機構は必須です。微小管や微細線維などの細胞骨格◆[7]が細胞核を取り囲み、中心体をアンカーとして細胞核を引っ張り上げなければなりません（**図3-15**）。

さらに、方向性をもってニューロンが脳表面に向かって移動するには、特別なメカニズムが必要となります。そのような分子の一つは「リーリン」というタンパク質です。

この分泌性タンパク質は、もともとは*Reeler*（よたよた歩き）と名付けられたマウスの突然変異体の責任遺伝子として同定された遺伝子の産物です（**図3-16**）。*Reeler*マウスの大脳皮質を調べたところ、正常な六層構造が構築されておらず、**ニューロンの移動がインサイドアウト様式になっていないことがわかりました**（**図3-17**）。

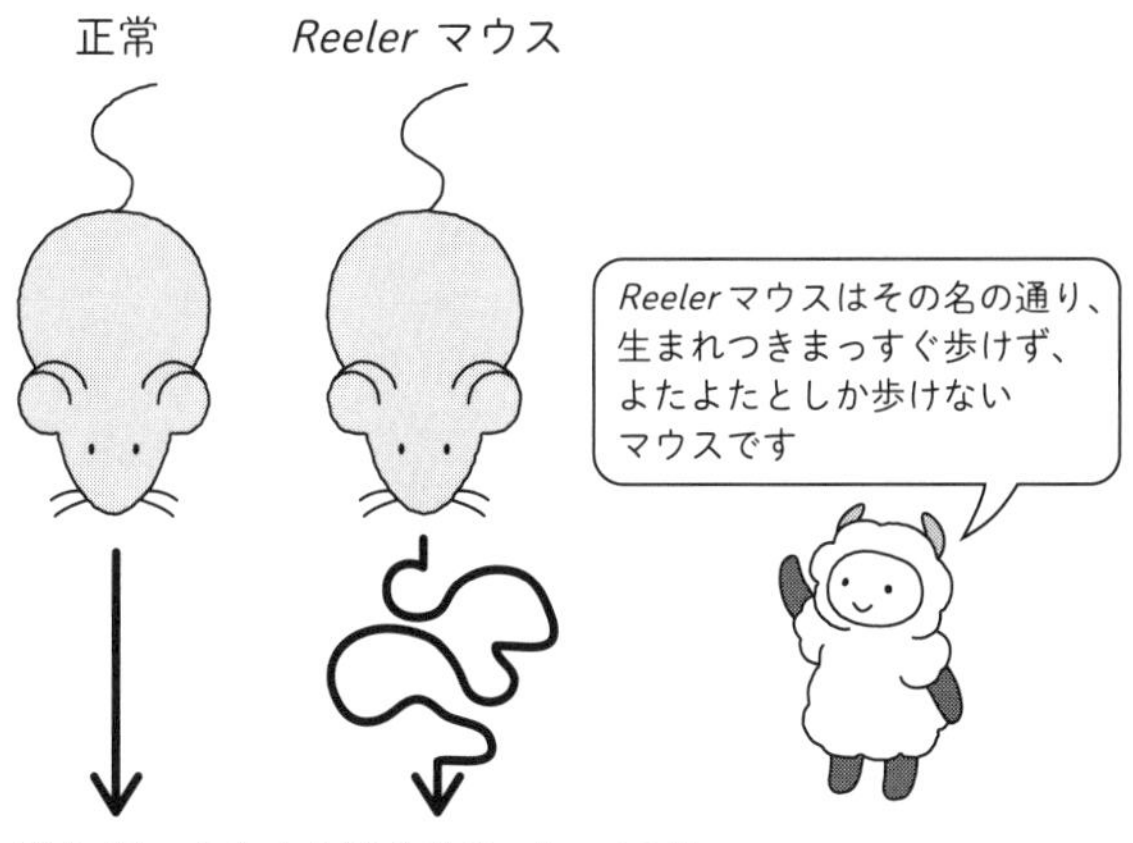

図 3-16　よたよた歩きの *Reeler* マウス

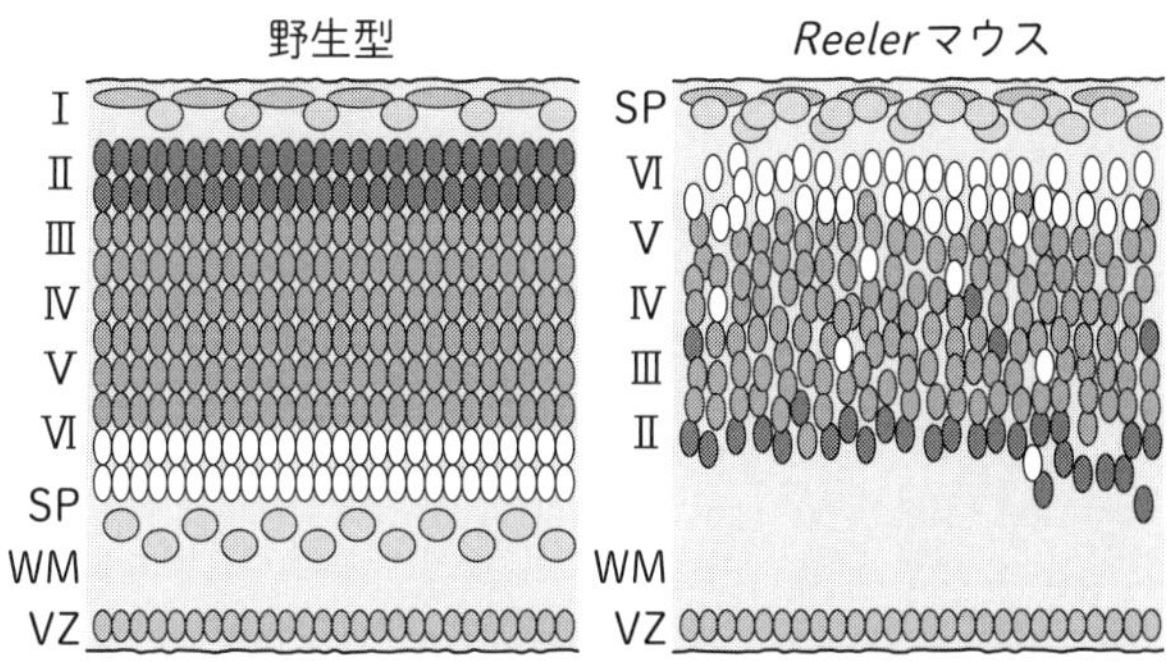

図 3-17　*Reeler* マウスにおける大脳皮質層構築の異常

野生型マウスの正常な大脳皮質では、脳表面より I ～ VI 層の構造と、さらにその内側にサブプレート（SP）および白質（WM）と脳室帯（VZ）が構築されている。これに対し、*Reeler* マウスでは脳の表面にサブプレートが配置され、VI ～ II 層までの配置が逆転し、層構造も乱れている。

▶「カンデル神経科学 第 2 版」（宮下保司 / 監修）、メディカル・サイエンス・インターナショナル、2022 よりもとに作成。

この他、第5章で紹介する「LIS1」なども、大脳皮質ニューロンの移動に必須であることが知られています。

抑制性ニューロンの移動

さて、以上は大脳皮質を構築するニューロンのうち、興奮性ニューロンとよばれる仲間の場合です。では「抑制性ニューロン」はどこからやってきたのでしょう?

実は、抑制性ニューロンが誕生するのは、なんと、大脳皮質原基から遠く離れた「大脳基底核」の原基です。つまり、**別々の場所で異なる種類のニューロンをつくってから、必要なところに移動させて混ぜ合わせているということになります**。

なぜ、こんな一見、面倒なことをしているのかというと、実は、異なるニューロンを生み出す仕組みとして、❸で話したように「分泌因子→転写制御因子→細胞のアイデンティティ分子」という流れが必要であるからです。**隣り合った個々の細胞に、異なる分泌因子を作用させ、違ったアイデンティティをもつ細胞としてつくり出すことの方が、よっぽど難易度が高いのです**。

終脳腹側の大脳基底核原基で産生されたニューロンは、大脳皮質の方にぐるっと回って、神経管の〝接線方向〟に旅立ちます(**図3-18**)。このような移動がわかったのは、オーストラリアのションセン・タンが思いついた、胚性幹細胞（ES細胞）を用いた「クローン標識法」によります。

ES細胞は〝万能細胞〟で、体のどんな細胞にも分化することが可能です。そこで、タンは、まずES細胞に外来の標識遺伝子を目印として導入した細胞を作製しました。そして、このような遺伝子をもっていないマウスの初期胚に標識されたES細胞を注入し、その胚が発生した後に、標識ES細胞の子孫（すなわち「クローン」）の分布を調べたのです。大脳皮質を調べてみると、標識された細胞が放射状に並んでいる場合と、バラバラに存在する場合があることがわかりました。それぞれの細胞の性質を調べてみると、前者は興奮性ニューロンで、後者は抑制性ニューロンであることが判明しました。ここではじめて、**抑制性ニューロンのでき方が、興奮性ニューロンとは異なるらしいということがわかったのです。**

同じ頃、アメリカのジョン・ルーベンスタインは、別の実験を行いました。マウス胚の終脳を取り出し、一〇〇マイクロメートル程度の断片（スライス）を作

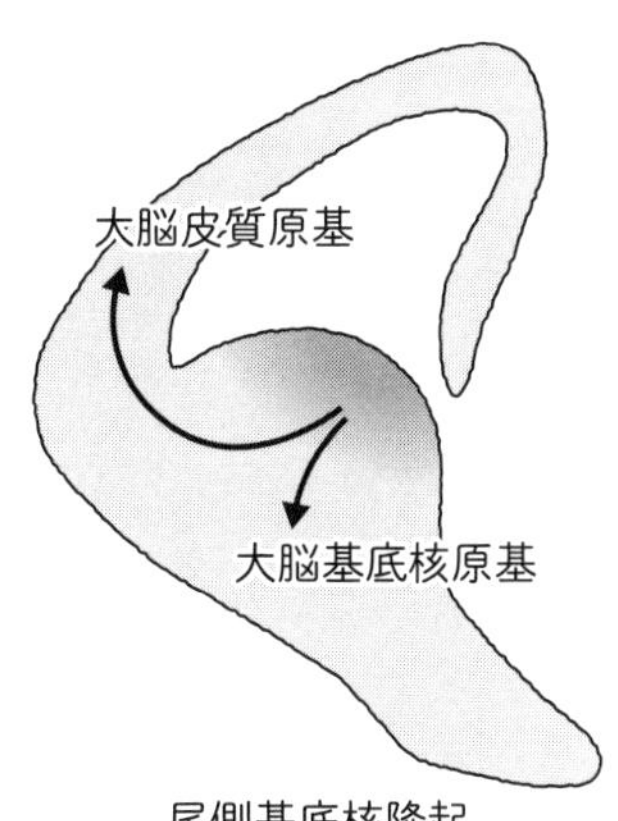

図3-18　抑制性ニューロンの接線方向移動

大脳基底核原基で分化したニューロンは、大脳皮質原基に向かって接線方向に移動する。
▶「カンデル神経科学 第２版」（宮下保司／監修）、メディカル・サイエンス・インターナショナル、2022より一部抜粋して引用。

製します。適切な条件を整えれば、培養皿の上で、このようなスライスを一定期間、培養することができるのです。その際、背側、すなわち大脳皮質原基のみを培養した場合には、抑制性ニューロンが生じないことを見出しました。このことは、**抑制性ニューロンがもともと大脳皮質原基には存在しない可能性を意味します**。

次に、ルーベンスタインは、終脳全体のスライス培養を行う際に、腹側（基底核原基）の細胞を蛍光色素で標識してみました。すると、標識された細胞が終脳の背側に、つまり〝接線方向〟に移動することが判明したのです。また、ルーベンスタインは、終脳腹側で働く遺伝子を同定していたので、その遺伝子ノックアウトマウスの大脳皮質を調べてみたところ、確かに抑制性ニューロンが激減していることがわかりました。

抑制性ニューロンにとって、接線方向に移動して大脳皮質原基までたどり着くのは、かなり長い旅路になるのですが、どこかに道しるべはあるのでしょうか？　実は、次の**5**で触れる、ニューロンの軸索をガイドする分子などが抑制性ニューロンの移動にもかかわることがわかってきました。大事な分子は種々、使い回されるということですね。

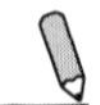

9 神経堤細胞の移動と末梢神経系の形成（図3-19）

実は、末梢神経系のもととなる神経堤細胞も、移動する細胞です。神経管が閉鎖する前後に、神経堤細胞は脱上皮して、神経管の細胞とは袂（たもと）を分かち、増殖しなが

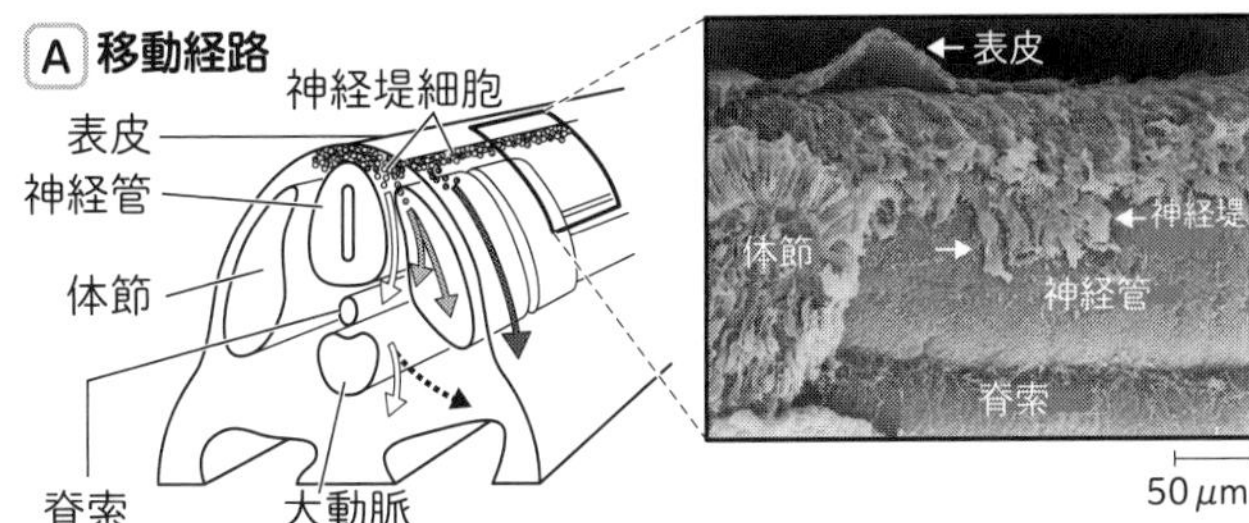

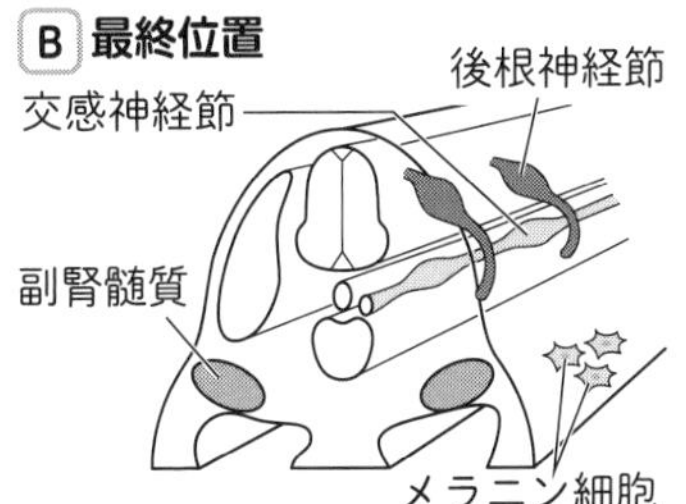

図3-19　神経堤細胞の移動

▶「カンデル神経科学 第2版」（宮下保司/監修）、メディカル・サイエンス・インターナショナル、2022ならびに「Principles of Neural Science, 6th Edition」（Kandel ER, et al, eds），McGraw-Hill Education, 2021より転載。

ら胚体内を移動していきます。そのルートにはおよそ三つあり、最も早く離脱する細胞集団は、いちばん内側のルートを辿り、神経管の近傍を通って、大動脈原基の近くに移動して、自律神経節を形成します。その次の細胞集団は、体節という構造の近傍を通過して、脊髄神経節を構成します。最後に離脱する集団は、最も外側の表皮直下を移動して、皮膚のメラノサイト（色素細胞）に分化します。

5 神経回路のつくられ方

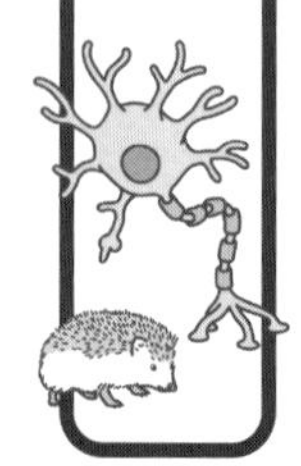

移動したニューロンは、どうやって神経回路を構築するのでしょうか？　この過程には大きく分けて二つのステップがあります。一つは、適切な方向に軸索を伸ばす過程、もう一つは、適切な相手のニューロンとシナプスを形成する過程です。

ではまず、軸索をガイドする仕組みからみたいと思いますが、その前に、そもそもどうやって軸索と樹状突起が決まるのでしょうか？　すでに一世紀以上も前にカハールが「神経伝達は樹状突起から軸索に向かう」と看破していたように、樹状突起と軸索の違い、すなわち神経細胞に「極性」が存在することは、神経回路構築にとっての基本です。

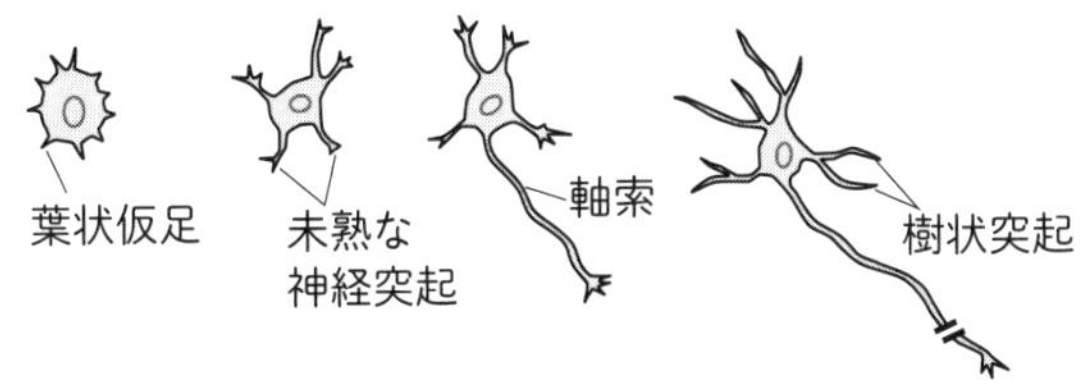

図3-20　軸索と樹状突起の分化
▶「カンデル神経科学 第２版」(宮下保司/監修)、メディカル・サイエンス・インターナショナル、2022より引用。

齧歯類の海馬から幼弱なニューロンを培養してタイムラプス観察◆8すると、最初は短い「神経突起」が出たり引っ込んだりしているのですが、やがてどれかの神経突起でアクチン線維が不安定化します。その突起が軸索となって長くなりはじめ、そうすると他の突起は樹状突起へと変化していきます（**図3-20**）。分子構築の面でも、長い軸索にはタウというタンパク質が蓄積し、軸索より短い樹状突起には、ＭＡＰ２とよばれる微小管結合タンパク質◆9が集積します。生体内での検証は困難ですが、同様の仕組みがあるものと想像されます。

軸索のセンサー「成長円錐（せいちょうえんすい）」

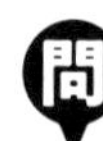

軸索はどうやって成長するの？

軸索の先端部分は、「成長円錐」という特徴的な構造になっています。これはカハールによって名付けられ、美しいスケッチも残っていますが、最近の知見をもとに説明しましょう。長い突起である軸索には多数の微小管が束になって、その形状を支えていますが、先端部分は広がった構造になっています。この部分が成長円錐です（**図3-21**）。成長円錐の周辺部には、微細線維が豊富に存在します。微小管と微細線維は、細胞骨格関連タンパク質によって結合されています。

成長円錐が進むときには、細胞膜上に存在する受容体が、対応するリガンドである細胞外基質◆10といったん結合します。つるつるした状態では滑ってしまって動けないということですね。そして、**微細線維のアクチンが進行方向に伸びていき（アクチンの重合）、後ろの部分では削られて（脱重合）、これがくり返されます**。さらに後ろの軸索部分では、微小管タンパクのチューブリンが重合して伸長し、結果として軸索が引き寄せられることになります。

なお、軸索が伸長するうえで、まず最低限、必要な細胞外基質が存在していなければなり

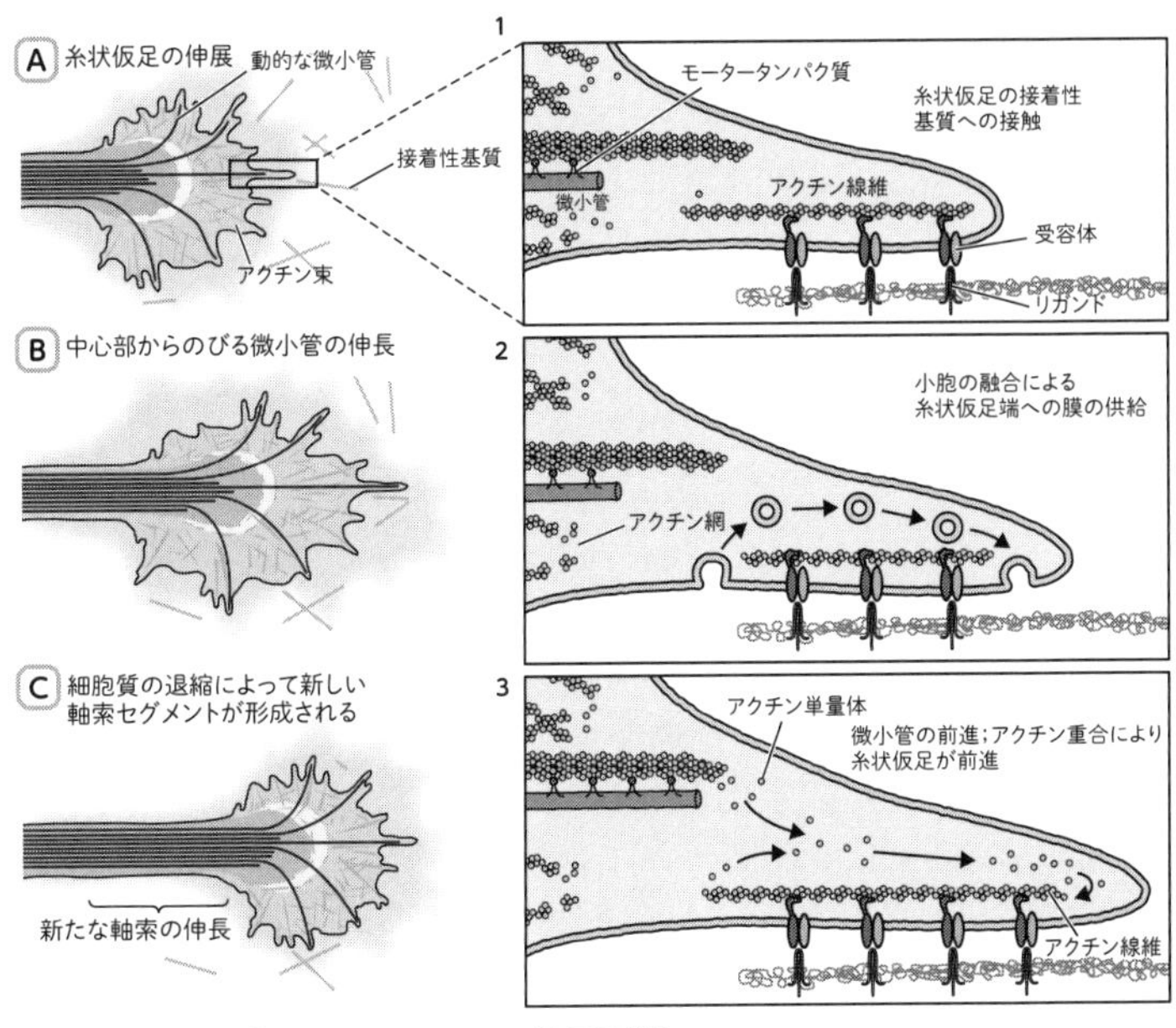

図3-21　軸索伸長のセンサー：成長円錐

▶「カンデル神経科学 第２版」（宮下保司／監修）、メディカル・サイエンス・インターナショナル、2022より引用。

ません。つるつるの培養皿の上では軸索は伸長できず、ラミニン、フィブロネクチン、コラーゲンなどの基質が必須です。

また、軸索伸長のためには、神経成長因子（ＮＧＦ）などの「神経栄養因子」と総称されるような分子も必須です。ＮＧＦの他に有名な神経栄養因子としてはＢＤＮＦ（brain-derived neurotrophic factor、脳由来栄養因子）があります。

問　成長円錐はどのように進む〝方向〟を決めているの？

実は、軸索の先端の成長円錐は

〝センサー〟として働きます。

■軸索をガイドする因子たち

次に、軸索が進むべき方向を判断するうえで、四つの分子メカニズムがあります（図3-22）。一つ目は、「こっちの水は甘いぞ」とまるでおびきよせる拡散性の誘引因子、二つ目は「こっちの水は苦いぞ」とまるで追い払う拡散性の反発因子、三つ目は接触性の誘引因子、四つ目は接触性の反発因子です。

拡散性誘引因子の代表選手として「ネトリン」という分子を取り上げましょう。成長円錐を名付けたカハールは、ニワトリ胚の脊髄を観察し、交叉性ニューロンの軸索が「あたかも底板からの美味しい匂いに惹き寄せられるように成長する」と記載しました。カハールの時代であれば、観察した対象について考察し、仮説を提唱するだけでよかったのですが、現代の神経科学では「証明してナンボ」の世界です。〝美味しい匂い〟の原因となる因子が何なのか、気になりますね。

「脊髄交叉性ニューロンを引き寄せる分子的実体は何か？」にチャレンジしたのは、カナダ生まれのマーク・テシェール・ラヴィーンでした。彼はアメリカのコロンビア大学でトム・ジェッセルの研究室に所属していたとき、数万個のニワトリ胚の細い神経管から、ほんの狭い領域である底板を切り出し、交叉性ニューロンの軸索を誘引するタンパク質を力技で

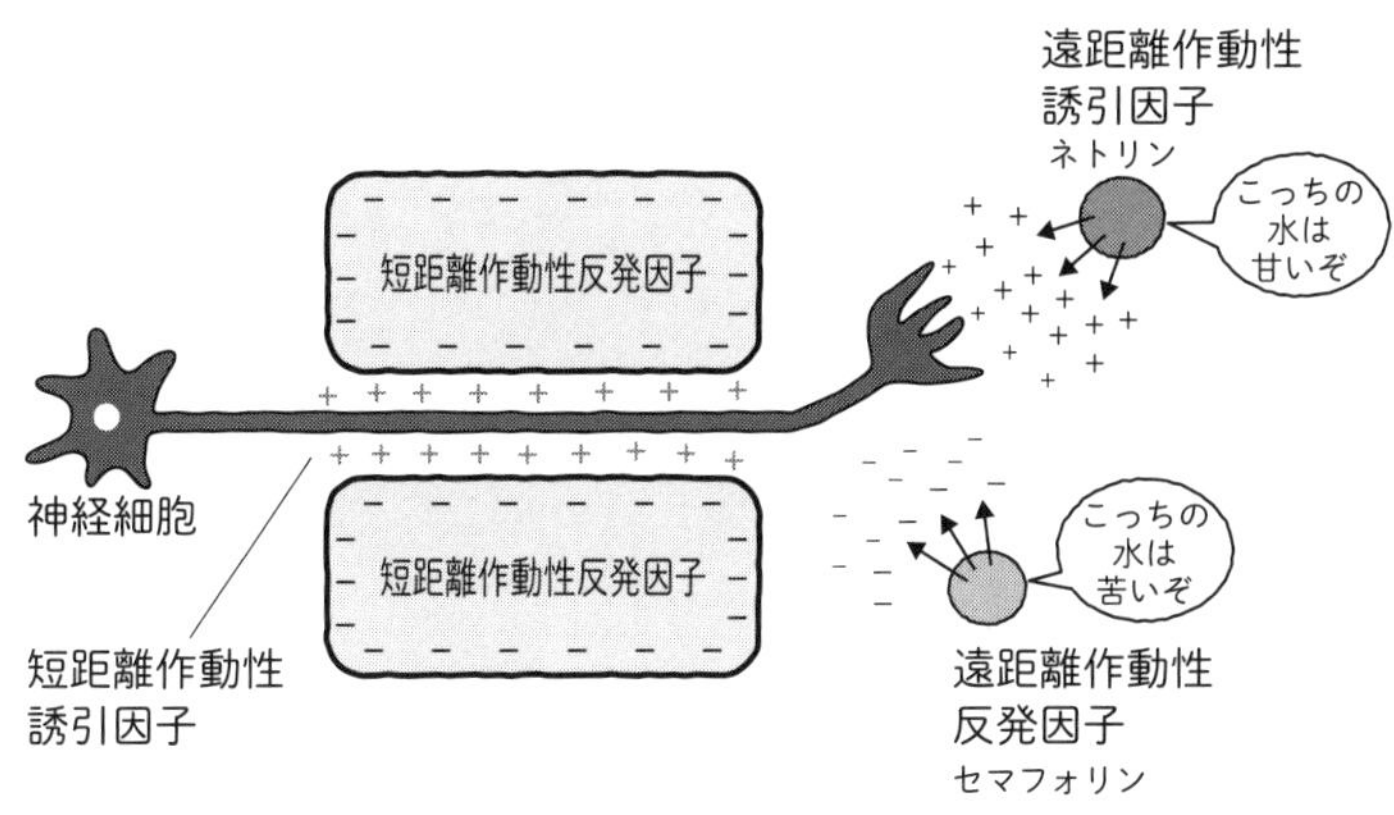

図3-22　４種の軸索ガイダンス分子
＋：誘引因子、－：反発因子。
短距離作動性誘引因子：細胞接着分子、カドヘリン、ラミニン、フィブロネクチン など。
短距離作動性反発因子：セマフォリン、エフリン、テネシン、プロテオグリカン など。

同定したのです。一九九四年に、テシェール・ラヴィーンはサンスクリット語で「導く」という意味の〝netr〟にもとづき、この分子に、ネトリンと名付けました。その後、ネトリン遺伝子のノックアウトマウスを作製してみると、たしかに**脊髄背側の交叉性ニューロンが神経管の中でさまよってしまうという症状を示し、軸索誘引因子としてのネトリンの機能が証明されました。**

反発因子はどのようにしてみつかったのか？

反発因子の代表選手、「セマフォリン」を発見したのは、アメリカのジョナサン・レイパーです。彼は、ニワトリ後根神経節の感覚ニューロンを網膜のニューロンと共培養したときに、**これらのニューロン同士が出会うと、成長円錐が壊れて縮んでしまうことに気づきました。**そこから、感覚ニューロンの成長円錐が退縮する応答を指標に実験系を組み立て、「コラプシン」と名付けた因子を同定したのです。これは後にセマフォリンとよばれる大きなファミリー分子群に属することがわかりました。セマフォリンの名前は、ギリシア語で「手旗信号」を意味します。

セマフォリンのプロトタイプであるセマフォリン3Aはその後、ニューロピリン1を受容体とすることがわかったのですが、ここにはセレンディピティ（思わぬ幸運）が作用しました。ニューロピリンの発見者は名古屋大学の藤澤肇教授（当時）だったのですが、このノックアウトマウスを、生理学研究所の八木健（現大阪大学教授）の研究室でつくってみたところ、たまたま横でつくっていたセマフォリンのノックアウトマウスと同じように、末梢神経系の神経束がバラバラになってしまった、という偶然があったのです。症状（表現型）が同じであったために、もしかして、これら二つの分子が相互作用するのではないかと推察され、調べてみるとその通り、というわけでした。

その後、ニューロピリンの受容体は、血管内皮細胞増殖因子の受容体でもあることがわかり、セマフォリンが神経系だけでなく、血管系、免疫系などのさまざまな組織で重要な働きをすることが理解されるようになりました。

正しい相手をみつけるには？

もういちど振り返ると、正しい神経回路が構築されるには、ニューロンの軸索がガイド分子を利用して誘引されたり反発したりしながら伸長し、軸索先端のセンサーである成長円錐が正しい標的細胞を見分けて、最終的にシナプスを形成しなければなりません。軸索の終着点には多数の細胞があります。ではどうやって正しい標的細胞をみつけるのでしょうか？視覚を担う網膜のニューロンの軸索が、その標的へ投射するメカニズムを取り上げて、研究の歴史をたどりながら説明しましょう。

■餌を捕まえられないカエル!?

アメリカの神経心理学者ロジャー・スペリーは、脳の左右の半球間で情報が分離され、それぞれ異なる機能を持っていることを示した分離脳の研究により一九八一年にノーベル生理学医学賞を受賞していますが、他にも脳科学で重要な発見をしました。そのもとになったのが、一九四〇年代に行われたカエルの眼球反転実験です。

イモリやカエルなどの両生類は再生力が強いので、視神経を切断しても、またもとに戻ります。そこで、スペリーは、カエルの視神経を切った後に、眼球を一八〇度回転させてみたのです。すると、この気の毒なカエルの視界は上下左右が逆転してしまい、カエルは餌と反

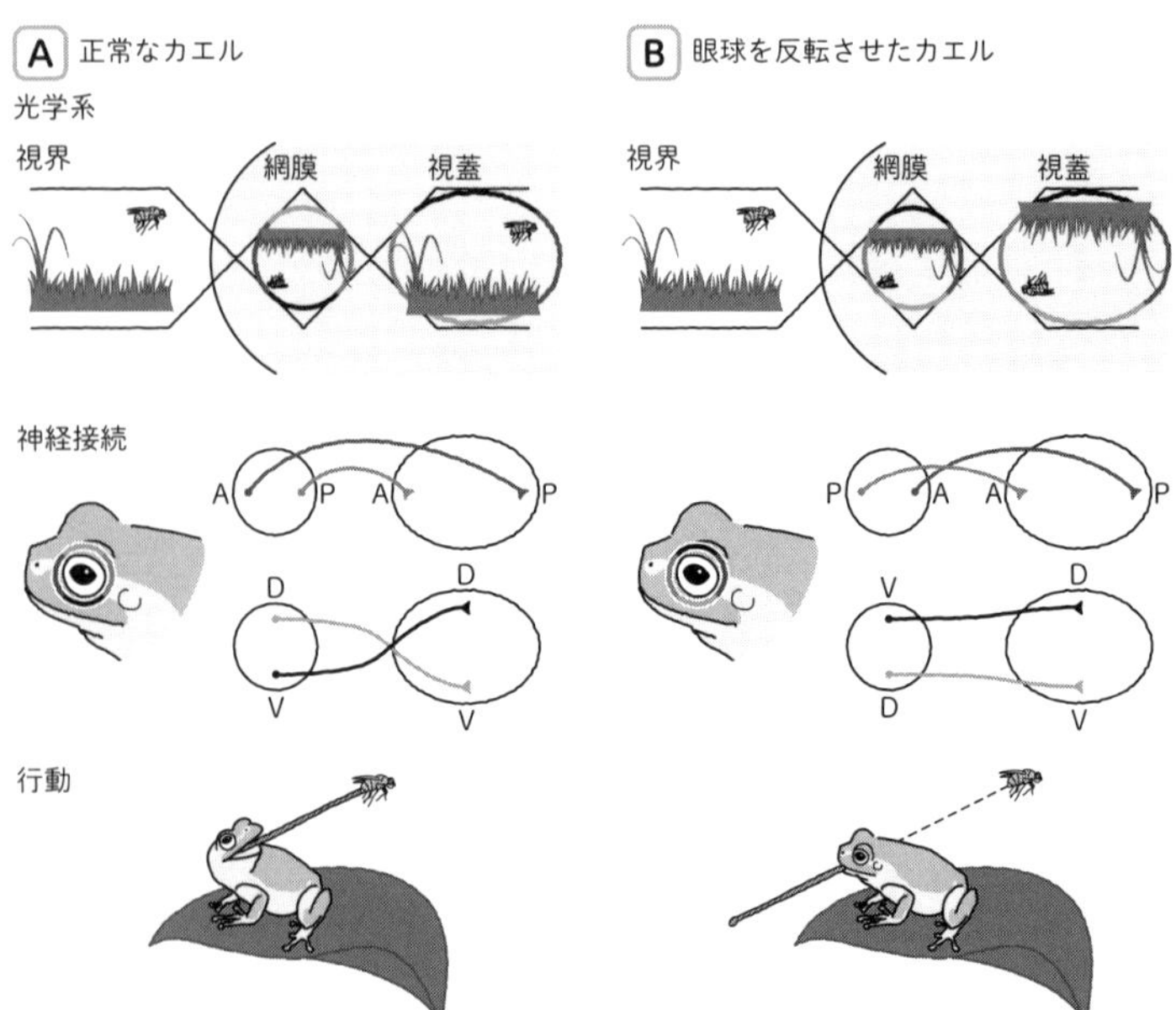

図3-23　スペリーの実験による“餌を捕まえられないカエル”

▶「カンデル神経科学 第2版」（宮下保司/監修）、メディカル・サイエンス・インターナショナル、2022をもとに作成。

対の方向に長い舌を伸ばすようになってしまいました！（**図3-23**）

スペリーは、この実験結果の解釈について一〇年以上（！）にわたって熟考しました。そして、カエルの網膜から再生し、視蓋（※）に到達した視神経が、**〝もともとの〟正しい標的の細胞と結合したからではないか**と推測しました。さらに、イギリスのジョン・ラングレーが一八九〇年代半ばに提唱した「化学受容体仮説」を取り入れ、「化学親和仮説」として一九六三年に発表したのです。

その仮説をわかりやすく説明すると、まず、網膜と視蓋にはそれぞれ〝番地〟のようなタグが付いていると考えます。そして、それぞれの番地のニューロンは異なる化学的性質をもっています。その性質に基づき網膜上のある位置に存在する視細胞は、**視蓋の対応する番地の標的に〝選択的〟かつ〝排他的〟に投射するというのです**。このような投射パターンを「トポグラフィック」とよびます。

この化学親和仮説にチャレンジし、選択的な標的認識にかかわる分子を探そうとした研究者は多数いたのですが、その同定には、なんと一九八〇年代後半までかかりました。

■シンプルな実験が成功の鍵！

二〇二一年に亡くなったドイツの天才科学者フリードリッヒ・ボンヘッファーは、もともとはＤＮＡポリメラーゼなどの分子生物学の研究を行っていたのですが、一九七〇年代に研究テーマを神経発生生物学にシフトし、スペリーの化学親和仮説の実体となる分子の探索に乗り出します。

彼は「ストライプ・アッセイ」とよばれる巧妙な実験系を思いつきました。まず、材料はカエルから細胞培養可能なニワトリに変え、標的組織である視蓋の前方と後方部分を短冊状に切り取って、培養皿の上に隣り合わせに並べます。そこに、視細胞を含む網膜の前方もし

※…視蓋は中脳の一部で、哺乳類では「上丘（じょうきゅう）」とよばれる部位に相当します。

くは後方の組織を置いて、軸索を伸長させます。すると、網膜の鼻側の視細胞からの軸索は、どちらの短冊の上にも伸長するのに対して、側頭側からの軸索は、視蓋の前方のみを選んで伸長したのです（**図3-24**）。

神経発生分野だけではなく、**シンプルな実験系を開発することは、科学において成功に至る第一歩です**。ボンヘッファーは、生体内で生じる〝トポグラフィック〟な軸索投射を再現する実験系を確立したことにより、いよいよ化学親和性の本体となる分子に迫れる地点に到達したのでした。とはいえ、ストライプ・アッセイの論文が世に出たのが一九八七年で、分子を捕まえたという報告は一九九五年にようやくなされます。

ストライプ・アッセイの結果より、標的である視蓋の後方には、網膜側頭側の視細胞の軸索を〝反発させる〟分子が存在するだろうとボンヘッファーは考えました。そして、二次元電気泳動法という、タンパク質を分離する手法によって、ニワトリ視蓋の前方組織にはほとんど存在せず、後方組織に多量に存在するタンパク質を見出し、これにＲＡＧＳ（repulsive axon guidance signal）という名前を付けました。この分子は後に、エフリンＡ５と改名されることになります。

同じ頃、アメリカのジョン・フラナガンも独立に、ニワトリ視蓋の後方組織に多量に存在するタンパク質としてＥＬＦ-１（Eph Ligand Family-1）という分子（後にエフリンＡ２と改名）を見出し、さらにＥＬＦ-１の受容体としてＭＥＫ-１（後にEph-A3と改名）が

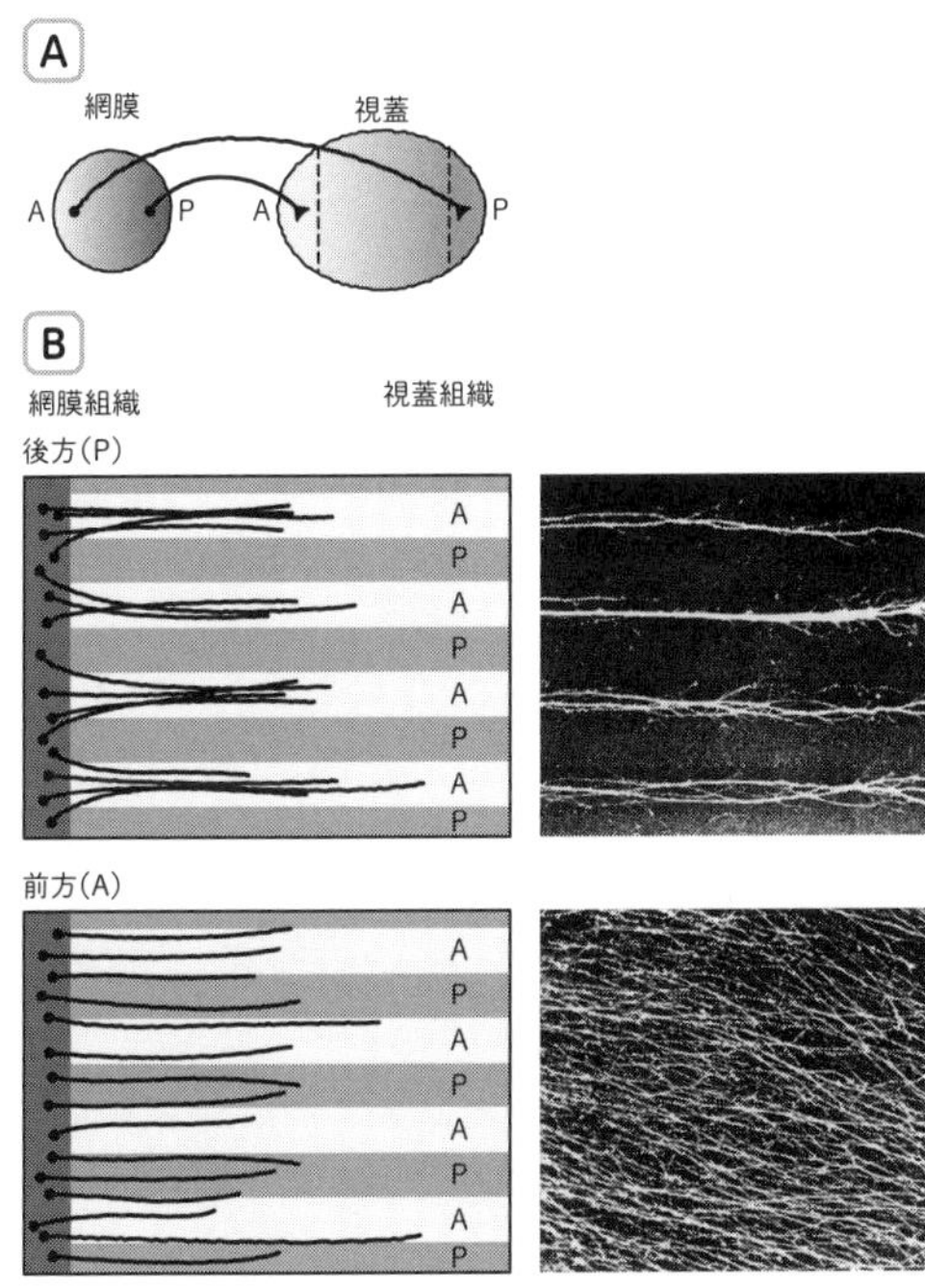

図3-24　ボンヘッファーの"ストライプアッセイ"

▶「カンデル神経科学 第2版」(宮下保司/監修)、メディカル・サイエンス・インターナショナル、2022ならびに「Principles of Neural Science, 6th Edition」(Kandel ER, et al, eds), McGraw-Hill Education, 2021より転載。

網膜の側頭側に多いことも明らかにしました。種々、改名が多いのは、その分子を研究する研究者の数が増えて、研究成果の蓄積が整理された結果ともいえます。

さらに一九九〇年代後半には、スウェーデンのヨナス・フリーセンが前述のフラナガンとともにエフリンA5やエフリンA2のノックアウトマウスを作製し、網膜からの投射が乱れていることを見出したことで、**網膜視蓋投射のトポグラフィックなメカニズムについては、決着がついたといえるでしょう**（**図3-25**）。

シナプスを形成するには？

では、神経回路形成のいよいよ最終段階、シナプス形成はどのようになされるのでしょうか？

シナプス形成は三つの段階に分けることができます。**第一段階として、軸索は多くのシナプス後細胞の候補のなかから結合すべき標的細胞を選択します**。次に、特定の標的細胞上にのみシナプス結合を形成することによって、情報処理する機能的な回路が組み立てられます。多くの場合、シナプスはシナプス後細胞の特定の部位に形成されます。ある種の軸索は樹状突起に、別の軸索は細胞体に、さらに別の軸索または神経終末にシナプスを形成します。

第二段階は、細胞同士が接触した後、軸索の成長円錐の標的細胞に接触する部分が「シナ

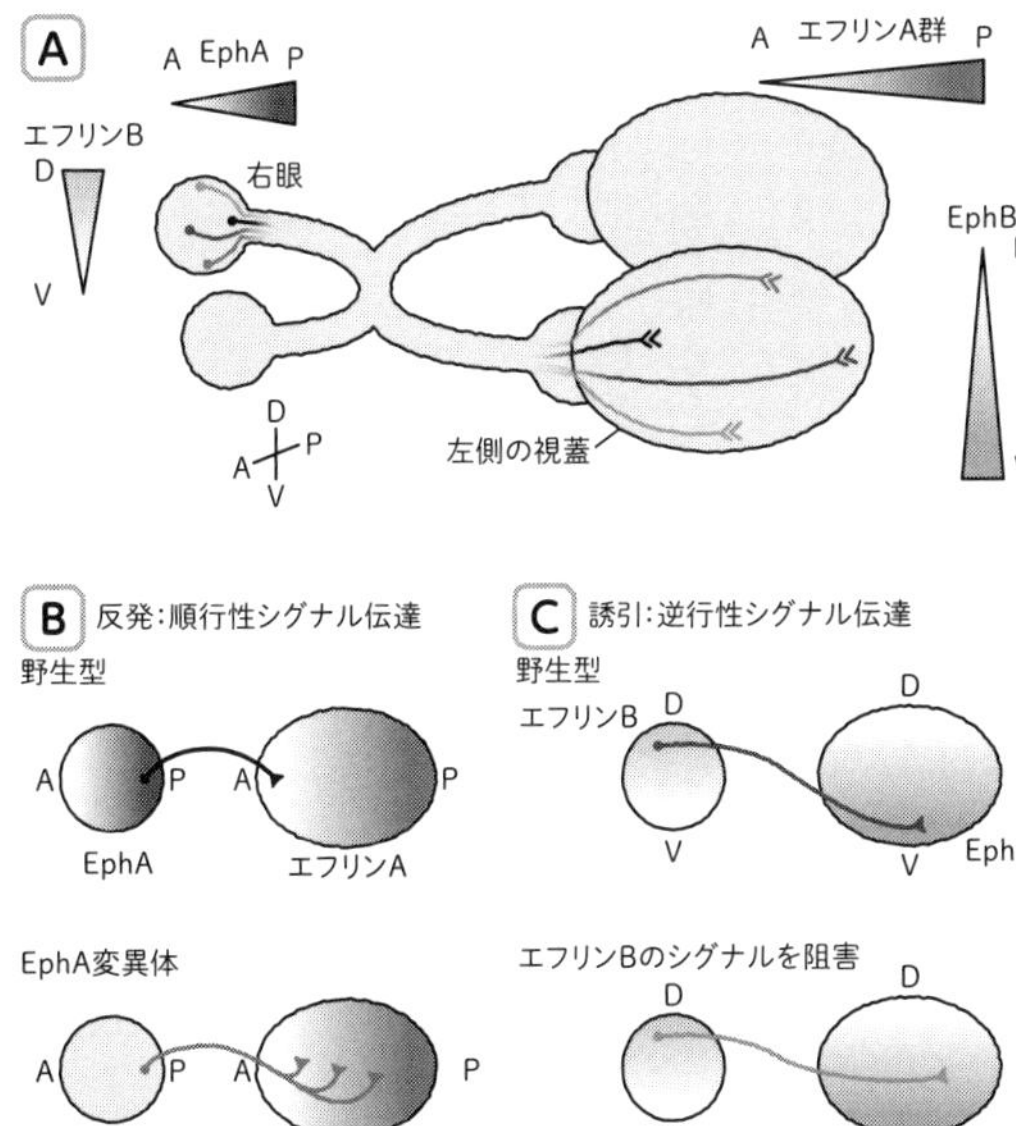

図3-25　網膜ー視蓋投射の分子メカニズム

A) ニワトリの網膜と視蓋の位置関係とエフリンおよびその受容体であるEphの発現の濃度勾配。A：前方、P：後方、D：背側、V：腹側。

B) 反発メカニズム。網膜では後方でEphAの発現が強く、網膜後方からの投射は、エフリンAの濃度が高い視蓋の後方を避けて前方に投射する。EphAの変異マウスでは、この投射が乱れて視蓋後方にも投射する。

C) 誘引メカニズム。エフリンBの濃度が高い網膜の背側からは、EphBの濃度が高い視蓋の腹側に投射する。エフリンBの作用を阻害すると、この投射が乱れる。

▶「カンデル神経科学 第2版」（宮下保司／監修）、メディカル・サイエンス・インターナショナル、2022より引用。

プス前神経終末」に分化し、対応する標的細胞の領域は、特殊なシナプス後細胞に分化します。シナプス前細胞とシナプス後細胞の分化は、軸索と標的細胞との相互作用に依存して調整されます。

第三段階は、シナプスは、いったん形成された後に、再編成されつつ成熟していきます。つまり、あるシナプスが強化される一方、他のシナプスは除去されるのです。この段階は、第4章で詳述することにします。

■神経―筋接合部の形成

シナプス形成は中枢神経系のなかではニューロン同士で生じていますが、ここではシナプス研究の歴史において、最も初期から注目され、知見が集まっている「神経―筋接合部」◆11をまず取り上げます（**図3-26**）。

まず、脊髄から伸びる運動ニューロンの軸索が、複数の軸索ガイド分子に導かれ、発達中の骨格筋に到達し、未熟な筋線維に接近します。標的の筋線維に接触した成長円錐は、「神経終末」とよばれる構造に変化しはじめ、それに対向する筋線維の表面部分も特殊化しはじめます。発生が進むにつれて、種々のシナプス分子が追加され、シナプスの構造的特徴が明瞭になり、最終的に、神経―筋接合部は成熟して、複雑な形態を示すようになります（**図3-26右**）。また、シナプス前部と後部の間には、細胞外基質が集積します。

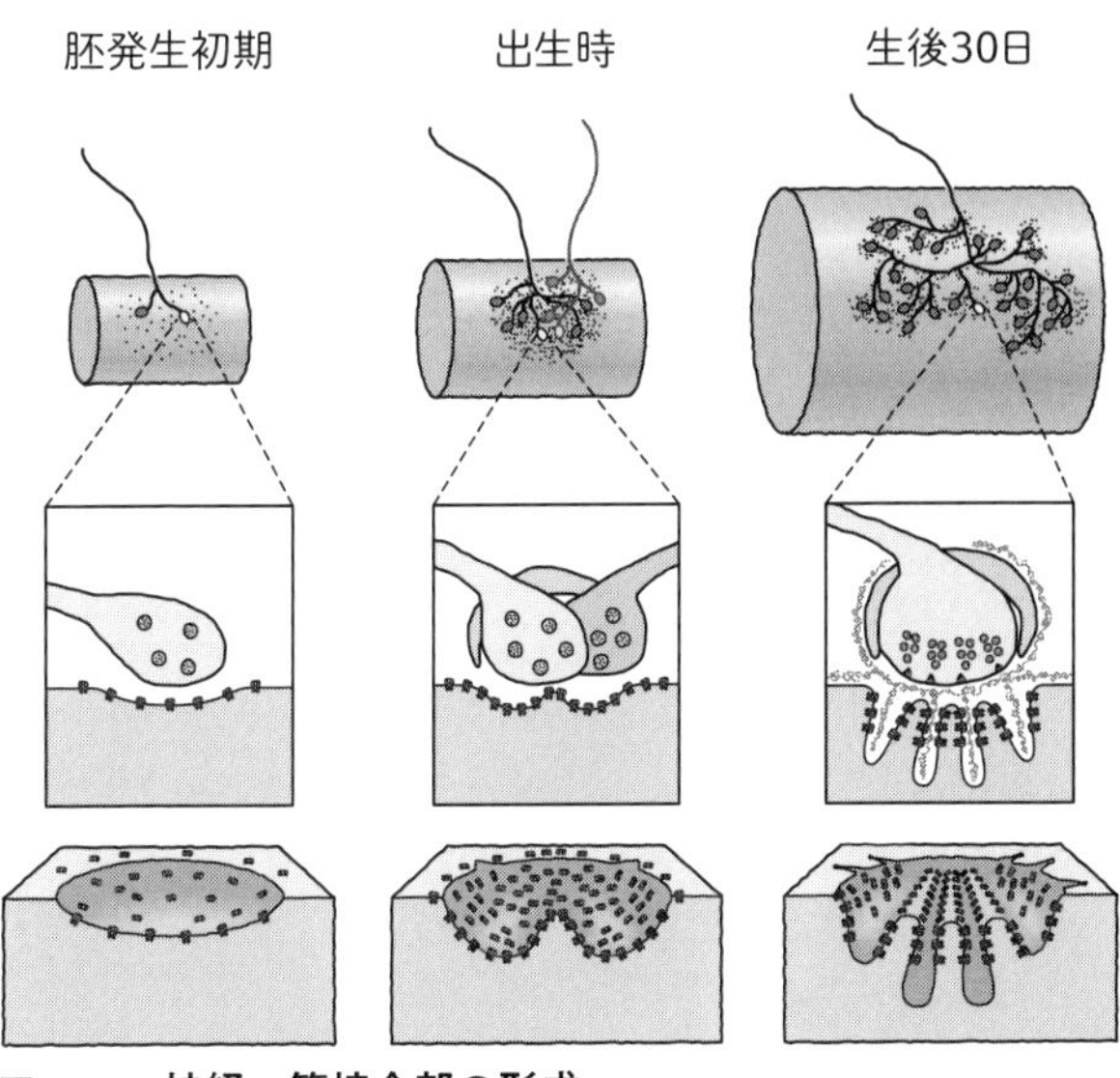

図3-26　神経ー筋接合部の形成
▶「カンデル神経科学 第2版」（宮下保司／監修）、メディカル・サイエンス・インターナショナル、2022より引用。

機能的な面でいえば、運動ニューロンの成長円錐が発生途中の筋肉原基の細胞に接触した直後（**図3-26左**）、早くも神経伝達が可能となります。シナプス小胞に格納されていたアセチルコリンが放出され、受容体に結合すると、筋肉原基の細胞が脱分極して収縮します。

中枢神経系のシナプス形成

中枢神経系のシナプス形成も、神経ー筋接合部と似ています。シナプス前ニューロンでは、シナプス小胞の主要なタンパク質成分のほとんどが、中枢神経系でも末梢の神経筋ー接合でも同一です。伝達物質放出のメカニズムも、定量的に異なる面はありますが、定性的な違いは

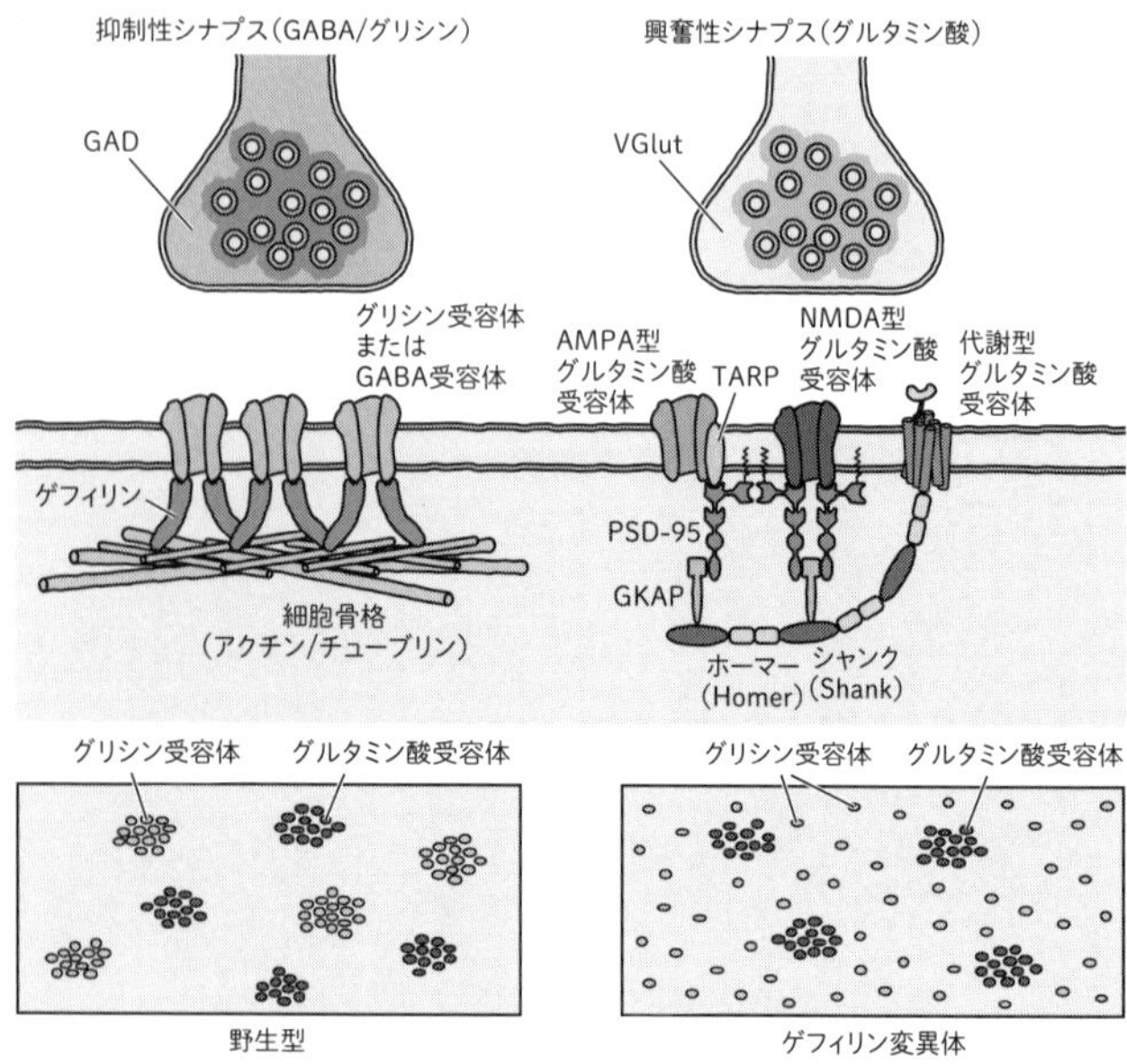

図3-27　中枢神経系の抑制性および興奮性シナプスの形成における神経伝達物質受容体の集積

▶「カンデル神経科学 第2版」(宮下保司/監修)、メディカル・サイエンス・インターナショナル、2022より一部抜粋して引用。

ありません。

神経伝達物質の受容体は、シナプス後膜に集中し「クラスター化」しています。これは、多くのシナプスに共通する特徴です。脳では、グルタミン酸、グリシン、γ-アミノ酪酸(GABA)などの**神経伝達物質の受容体が、標的細胞のシナプス後膜部分に集中しています**。また、細胞接着分子や、その裏打ちとなるタンパク質などもシナプスに集積しており、このようなシナプス形成分子に機能不全が生じると、精神疾患などの症状につながります(第4章参照)。

中枢神経ニューロンは、筋肉細胞に投射する末梢神経ニューロンとは異なる神経伝達物質を使用します。このとき、シナプス前ニューロンの神経終末が、神経伝達物質受容体の集積を促します。海馬から取り出したニューロンを培養してみると、興奮性であるグルタミン酸作動性ニューロンの軸索と、抑制性のＧＡＢＡ作動性ニューロンの軸索は、同じニューロンの樹状突起の隣接した領域にシナプス形成します。最初はグルタミン酸およびＧＡＢＡ受容体は分散していますが、**すぐにそれぞれのタイプがその神経伝達物質を放出する神経終末の下に選択的に集積するようになります（図3-27）**。シナプスの成熟に伴い、機能的な変化が生じることも知られています。このことについては、第４章でお話することにしましょう。

Tips

◆1　**細胞分裂と細胞分化**：たった一個の受精卵が、ただ細胞分裂するだけでは、個体として発生することはできません。私たちの体には約二〇〇種の細胞があると見積もられています。このような異なる細胞に〝分かれて〟〝変化〟することを、生命科学用語として「分化」とよびます。細胞が正しく分裂し、分化することが発生現象の基本です。がんはこのような細胞の増殖や分化が暴走してしまった状態とみなすことができます。

◆2　**外胚葉・中胚葉・内胚葉**：内胚葉は、将来的に消化器や呼吸器関係の臓器になります。胚盤葉上層を離脱する細胞は、胚盤葉下層との間を埋めて中胚葉を形成します。これらは、骨、軟骨、筋肉、腎臓などをつくる細胞たちです。原腸陥入が終了して胚盤葉上層に残った細胞が外胚葉を構成します。外胚葉からは皮膚や付属する組織（汗腺、唾液腺、毛髪など）と神経系の組織が生まれます。

◆3　**神経幹細胞**：未分化な幹細胞（かんさいぼう）のなかで、分化の方向性が神経系に決まっているものを「神経幹細胞」とよびます。英語では「neural stem cells」とよばれるので、幹の細胞という漢字を当てますが、私はよく「タネの細胞」としてお話することが多いです。神経幹細胞は、ニューロンの他に、アストロサイトやオリゴデンドロサイトなどのグリア細胞に分化することができます。厳密にいえば、神経幹細胞は対称分裂を行い、自身の細胞数を増やす、より未分化な段階のことを指し、神経前駆細胞は、非対称分裂を行い、自身と同じ性質をもった娘細胞と、ニューロンなどに分化するようになった細胞に分裂する段階を指すこともあります。ただし、この定義は研究者によって微妙に異なる場合があるため、注意が必要です。

◆4 **ホモ接合変異**：父方・母方に由来するペアとなった対立遺伝子の片方に変異がある状態を「ヘテロ接合変異」とよび、両方に変異がある状態を「ホモ接合変異」とよびます。ヘテロ接合の状態は、変異していない方の遺伝子が働くことができますが、ホモ接合の場合は、対立遺伝子の両方が正常に働くことができなくなります。

◆5 **リガンドと受容体**：リガンドと受容体は〝鍵と鍵穴〟のように、きちんと対応する組み合わせで働くことが知られています。必ずしも、いつも〝一対一対応〟ということではなく、鍵穴（受容体）に嵌まる鍵（リガンド）は複数あることもあり、一つの鍵で開けられる鍵穴が複数存在することもあります。いずれにせよ、適した組み合わせのリガンドと受容体が結合すると、その細胞のなかで情報の伝達が行われます。このことは「シグナル伝達」とよばれています。

◆6 **興奮性ニューロンと抑制性ニューロン**：第2章で「興奮性シナプス」と「抑制性シナプス」について説明しました。興奮性シナプスを有するシナプス前ニューロンのことを「興奮性ニューロン」、抑制性シナプスを有するシナプス前ニューロンのことを「抑制性ニューロン」とよびます。伝達物質の名前を用いて、例えばグルタミン酸を分泌するニューロンは、グルタミン酸作動性ニューロン、GABAを分泌するニューロンはGABA作動性ニューロンとよばれることもあります。

◆7 **細胞移動に必要なマシナリー　細胞骨格**：細胞の模式図からは、細胞膜に囲まれた細胞質の中は液状でスカスカしていて、ミトコンドリアなどが浮かんでいるようなイメージがあるかもしれませんが、実体はそうではありません。細胞質には多数のタンパク質などの分子がぎっしり詰まっていると思っていただいた方が正しいです。さらに、そのようなタンパク質のなかには線維状の構造をもつものがあり、直径の太い順に「微小管（直径約二五ナノメートル）」、「中間径フィラメント（約一〇ナノメートル）」、「微細線維（八ナノメートル）」という名称でよばれます。微小管を構築するのは、αおよびβチューブリンというタンパク質、微細線維はアクチンというタンパク質から構成されますが、中間径フィラメントには、神経細胞であればニューロフィラメント、幹細胞にはネスチンなど、異なる種類があります。微小管は軸索や樹状突起を構成する重要な細胞骨格であり、細胞内物質輸送のレールとしての機能があるのに対し、微細線維は細胞の端の部分に集積して、先端部分の形状を柔軟に変える働きがあります。中間径フィラメントは、細胞の形を保つのに重要であると考えられています。

◆8 **タイムラプス観察**：現在ではさまざまな培養細胞の挙動を、時間経過とともに観察することが可能になっています。このような実験のことを「タイムラプス観察」とよびます。培養系を備えた蛍光顕微鏡を用いて行うことが一般的で、一定時間ごとに培養下の細胞を撮像し、このようなコマ撮りの画像を編集して動画を制作すると、細胞のダイナミックな動きを可視化することができます。

◆9 **微小管結合タンパク質**：細胞骨格の一種である微小管については◆8で説明しましたが、線維状の微小管同士を結合させる働きのあるタンパク質が「微小管結合タンパク質（microtubule associated protein）」です。何種類かの微小管結合タンパク質のうち、MAP2は特に神経細胞の樹状突起に局在することが知られており、軸索と樹状突起の分子的な区別に用いられることもあります。

◆10 **細胞外基質**：生体内で、細胞の外には種々の細胞外基質が存在しています。このような細胞外基質には、コラーゲン、ラミニン、フィブロネクチンなどの名前の線維性のタンパク質の他、ヒアルロン酸などの糖タンパク質も含まれます。いずれも化粧品などによく含まれている物質ですね。

◆11 **神経―筋接合部**：運動ニューロンの軸索は筋肉を標的として投射し、筋肉の動きを支配します。この運動ニューロンと筋肉の間にも一種のシナプスに類似した構造が形成され、この部分は「神経―筋接合部」とよばれます。

参考文献

- 「神経堤細胞　脊椎動物のボディプランを支えるもの」（倉谷　滋、大隅典子／著）、東京大学出版会、一九九七
- 「カンデル神経科学 第2版」（宮下保司／監修）、第四六、四七章、メディカル・サイエンス・インターナショナル、二〇二二
- 宮田卓樹：大脳皮質の形成機構。「シリーズ脳科学4　脳の発生と発達」（甘利俊一／監、岡本　仁／編）、pp43-86、東京大学出版会、二〇〇八
- Roelink H, et al : Floor plate and motor neuron induction by different concentrations of the amino-terminal cleavage product of sonic hedgehog autoproteolysis. Cell, 81 : 445-455, 1995

- Götz M & Huttner WB：The cell biology of neurogenesis. Nat Rev Mol Cell Biol, 6：777-788, 2005
- Hirotsune S, et al：Graded reduction of Pafah1b1（Lis1）activity results in neuronal migration defects and early embryonic lethality. Nat Genet, 19：333-339, 1998
- 五嶋良郎：第3章 神経回路形成。「脳・神経科学 集中マスター」（真鍋俊也／編）、五三-六一頁、羊土社、二〇〇五
- Obituary: Friedrich Bonhoeffer（1932-2021）https://journals.biologists.com/dev/article/148/4/dev199522/237482/Obituary-Friedrich-Bonhoeffer-1932-2021（二〇二三年六月閲覧）

第4章

脳の発達と老化のおはなし

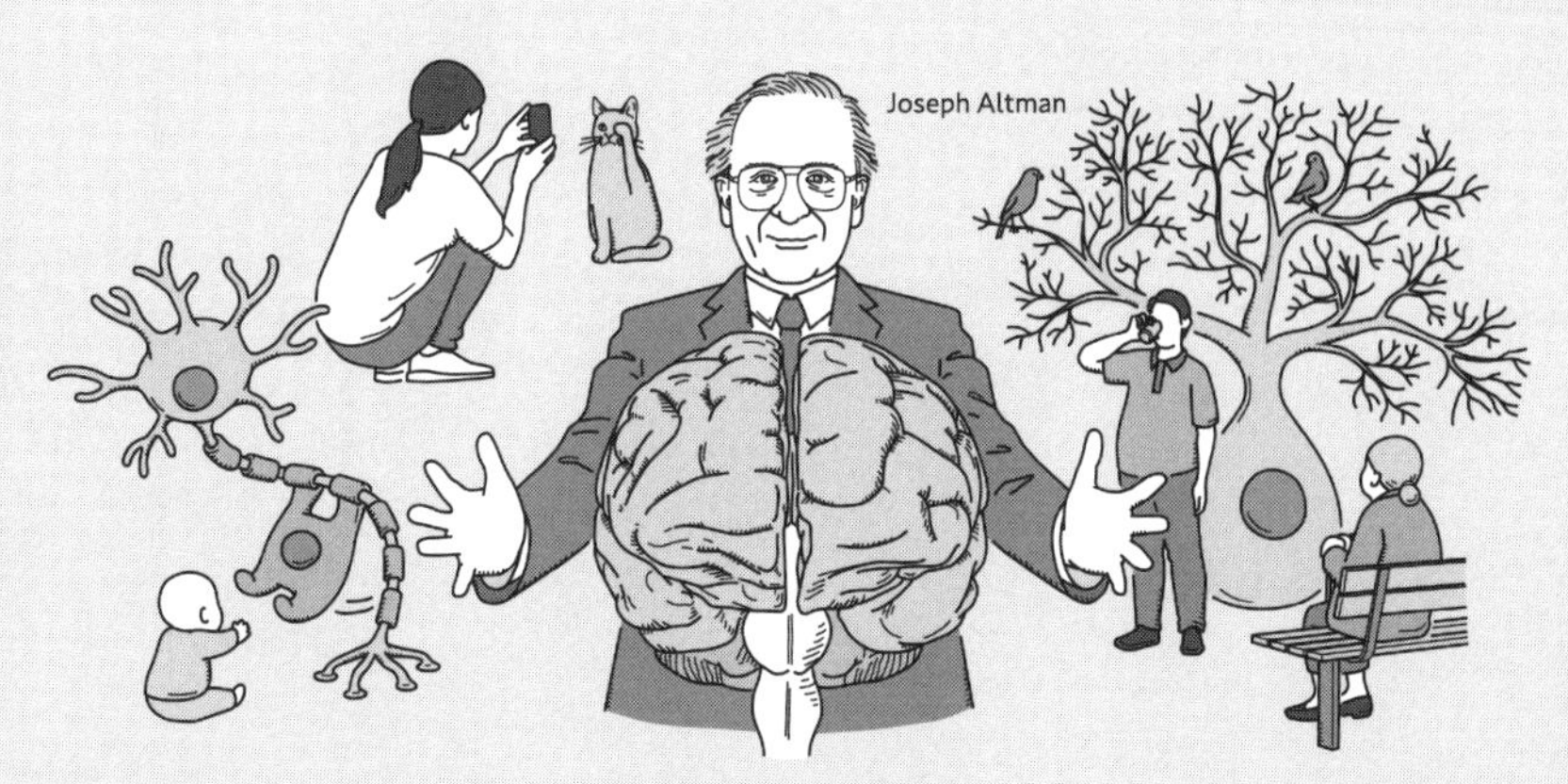

1 グリア細胞の産生

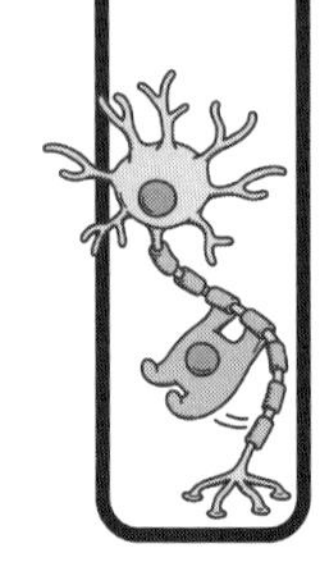

第3章で、私たちの脳は受精後四～五週目という早い時期に神経管という原基が現れはじめ、神経管に〝番地〟が付けられることによって、脳や脊髄が領域化され、これが多様なニューロンを生み出す下敷きとなることをお伝えしました。神経幹細胞は当初、対称分裂によって数を増やし、さらにその後に非対称分裂によって、自身を維持しつつニューロンを生み出します。また、ニューロン産生時期の神経幹細胞（より厳密にいえば神経前駆細胞）が放射状グリアという特殊な形をしており、〝お母さん細胞〟として、生まれた子どものニューロンが移動する足場にもなることも紹介しました。大脳皮質に生まれる興奮性ニューロンは、このように放射状に移動しますが、抑制性ニューロンは大脳基底核原基で生まれて、接線方向の長い旅を経て大脳皮質に定着します。

では、脳を構成するニューロン以外の細胞である「グリア細胞」は、どのようにしてつくられるのでしょうか？

まず、三種のグリア細胞のうち、アストロサイトとオリゴデンドロサイトは神経幹細胞から派生しますが、ミクログリアは骨髄幹細胞から分化した「マクロファージ」が脳内に侵入

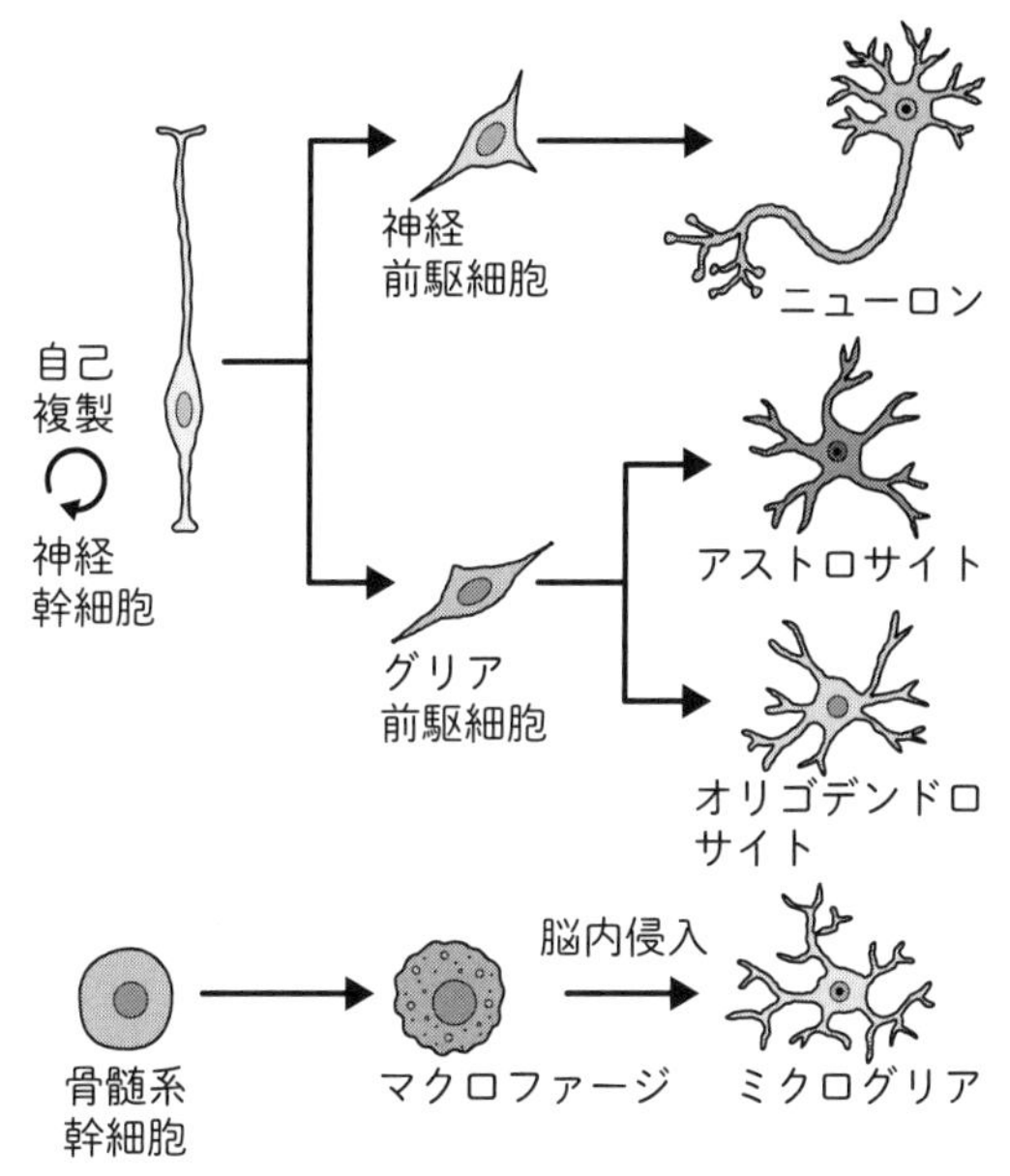

図4-1　グリア細胞の系譜

したもので、由来が異なります（**図4-1**）。アストロサイトとオリゴデンドロサイトは外胚葉に由来しますが、ミクログリアは中胚葉由来です。ではこれらのグリア系細胞はどのようにして産生されるのでしょうか？

アストロサイトの産生

脊髄や大脳基底核では、グリア細胞のうち、オリゴデンドロサイトが先に産生されますが、大脳皮質ではアストロサイトが先に生まれた後にオリゴデンドロサイトが産生されます（**図4-2**）。おそらく、脊髄の方が全体的な発生過程がやや早めに進行し、運動ニューロンの軸索が胎生期の早い時期

A *In vivo* での発達

ニューロン　アストロサイト　オリゴデンドロサイト

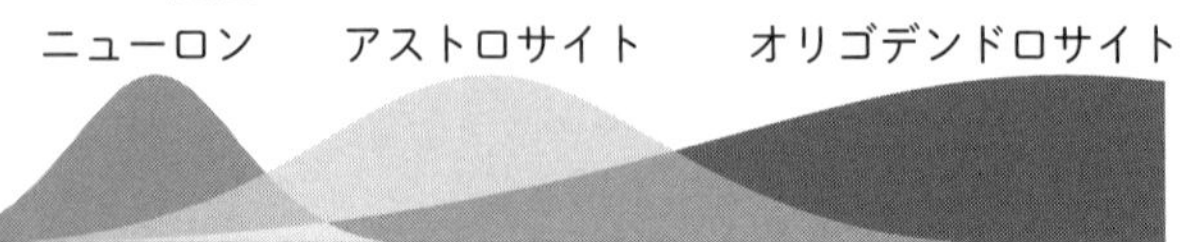

E8 E10 E12 E14 E16 E18 E20 P1 P3 P5 P7 P9 P11 P13 P15 P17

B 胎齢12日のマウス大脳皮質原基由来神経幹細胞の長期培養における分化

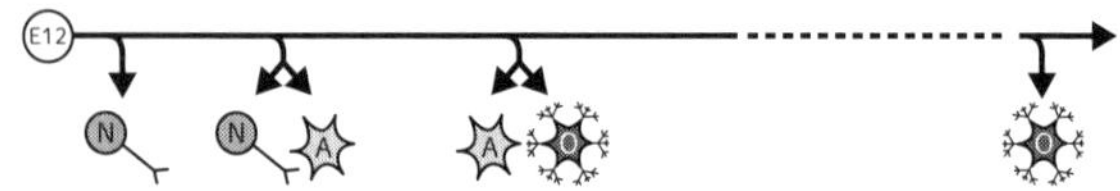

図4-2　大脳皮質におけるグリア細胞の産生

A）マウス胎仔大脳皮質における各種細胞の産生。マウスの大脳皮質原基では、まず最初に胎齢10日（E10）頃からニューロンが産生され、続いてアストロサイトの産生が出生後1～3日（P1～3）をピークに生じ、さらにオリゴデンドロサイトの産生が続く。
B）胎齢12日のマウス大脳皮質原基由来神経幹細胞の長期培養における分化。
N：ニューロン、A：アストロサイト、O：オリゴデンドロサイト
▶ Sauvageot CM & Stiles CD：Curr Opin Neurobiol, 12：244-249, 2002より引用。

から脊髄の外に伸びていくため、その周囲に髄鞘を形成するオリゴデンドロサイトも、早く産生されなければならないためと思われます。ここでは、より知見が豊富な大脳皮質の発生・発達過程におけるアストロサイトの産生を紹介します。

最も知見が集積しているマウスの大脳皮質では、アストロサイトの産生は、**ニューロン産生のピークを過ぎた胎齢一六日頃から開始されます**。第3章で触れたように、ポリコームタンパク質などの働きにより、発生過程で神経幹細胞の性質がどんどん変化していき、ニューロン産生からアストロサイト産生へと内因性のプログラムが切り替わります。

ニューロン分化を誘導する転写制御因子(Ngn1など)の遺伝子には〝鍵〟がかかって、スイッチがオフとなり、代わりにIdな

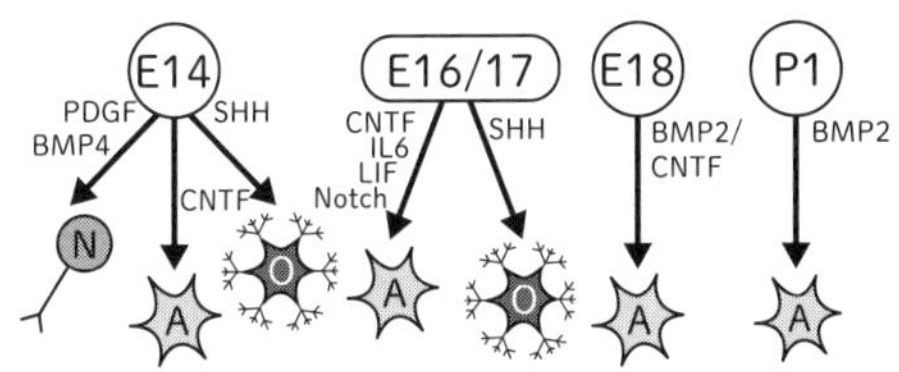

図4-3　大脳皮質のグリア細胞分化に関わる分子たち

胎齢14日（E14）の大脳皮質原基に由来する神経幹細胞を培養する際に、PDGFとBMP4を培養的に添加するとニューロン（N）が分化し、CNTFを添加するとアストロサイト（A）、SHHを添加するとオリゴデンドロサイト（O）が分化する。同様に、由来する神経幹細胞の発生段階に応じて、異なる分子が異なる細胞分化に作用する。

▶Sauvageot CM & Stiles CD：Curr Opin Neurobiol, 12：244–249, 2002より引用。

どのアストロサイト分化を誘導する遺伝子（*Hes1*など）のスイッチがオンになるのです。なお、第3章で登場した放射状グリアで働く転写制御因子Pax6は、分化したアストロサイトでもごく弱くスイッチオンになっており、その機能が損なわれるとアストロサイトの成熟が抑制されます。同じ転写制御因子であっても、その活躍の場に応じて、制御する下流の因子たちが異なるということです。

ニューロン産生の場合と同様、アストロサイトの産生には細胞外からのシグナルもかかわります。そのような因子としては、神経幹細胞の未分化性維持にもかかわるNotch、シグナル伝達系のJAK／STAT経路、分泌因子のBMP、EGF、FGFなどがあります（**図4-3**）。

また、京都大学の影山龍一郎（現理化学研究所脳科学総合研究センター長）らのグループは、神経分化・グリア分化の過程において、いくつかの遺伝子の発現が二時間周期でリズムを刻むように増減をくり返すという振動（オシレーション）があることを見出しました（**図4-4**）。神経

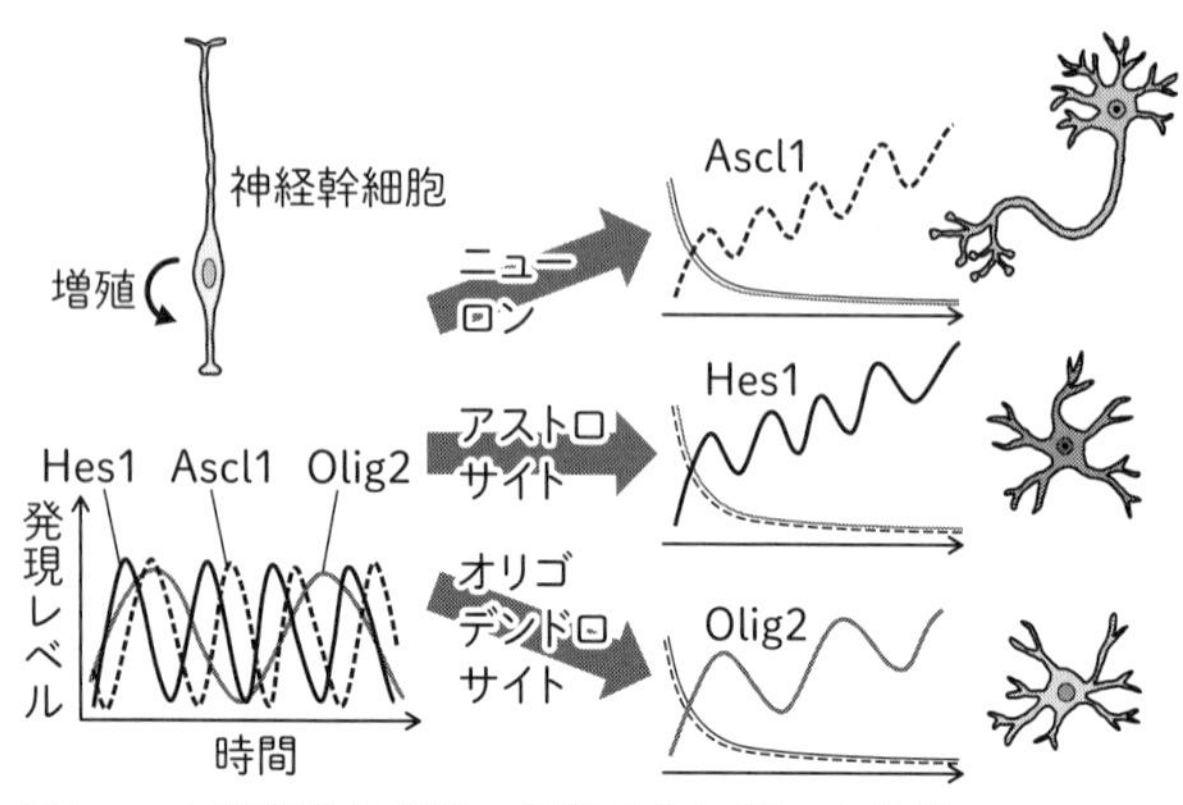

図4-4　大脳皮質のグリア細胞分化に関わる分子
▶影山龍一郎：時間遅れと遺伝子発現振動．生化学，93：212-220，2021をもとに作成。

幹細胞が増殖している間は、*AslI*、*Hes1*、*Olig2* の3つの遺伝子で振動があるのですが、最終的に振動が止まり *Ascl1* という遺伝子の発現が高い状態で安定化する細胞がニューロンとなり、*Hes1* の発現が持続するとアストロサイトに、*Olig2* の高発現が続く細胞がオリゴデンドロサイトに分化するのです。このことは、単に、どの因子が働いているか、だけでなく、**どのようなタイミングで働いているのかも重要であるということを意味します**。

このように、さまざまな分子たちが協調しながら、脳の発生プログラムはニューロン産生からアストロサイト産生へと移行します。このとき、ほんの少しだけプログラムが書き換わって、アストロサイト分化のタイミングが遅れることによって、神経幹細胞たちの分裂回数が少しだけ増えれば、結果として膨大な数のニューロンが生み出されることになるでしょう。つまり、新たな遺伝子を獲得しなくても、脳の発生のシナリオは大きく変わりうるのです。

オリゴデンドロサイトの産生と髄鞘形成

マウスの大脳皮質では、オリゴデンドロサイトの産生は、**出生前から開始し、生後二週目頃にピークに達します**。❶でもすでに触れたように、オリゴデンドロサイトの分化を進める内因性の転写制御因子としては、Olig2などが知られています。くり返しになりますが、Notchシグナルが働いている間は、オリゴデンドロサイトの分化は抑制されます。脳の領域的には、抑制性ニューロンと同様に、大脳皮質のオリゴデンドロサイトもまた、終脳腹側から産生され、その際には、第3章でお話したＳＨＨや血小板由来増殖因子（ＰＤＧＦ）が誘導作用があることが知られています。ＳＨＨはOlig2を誘導する因子でもあります（**図4-3**）。

オリゴデンドロサイトによる髄鞘形成は、**その細胞体の一部がニューロンの軸索を取り巻くことから開始します**。第2章でも触れましたが、一個のオリゴデンドロサイトは複数の軸索を取り囲んで髄鞘形成します。**最終的に、軸索の周囲にはオリゴデンドロサイトの細胞膜が何重にも巻き付いたバウムクーヘン状の構造が出来上がるのです**（**図4-5**）。この過程は培養皿の上でも再現されています。

このようにして形成された髄鞘は、第2章で触れたように絶縁体として神経伝達速度を速

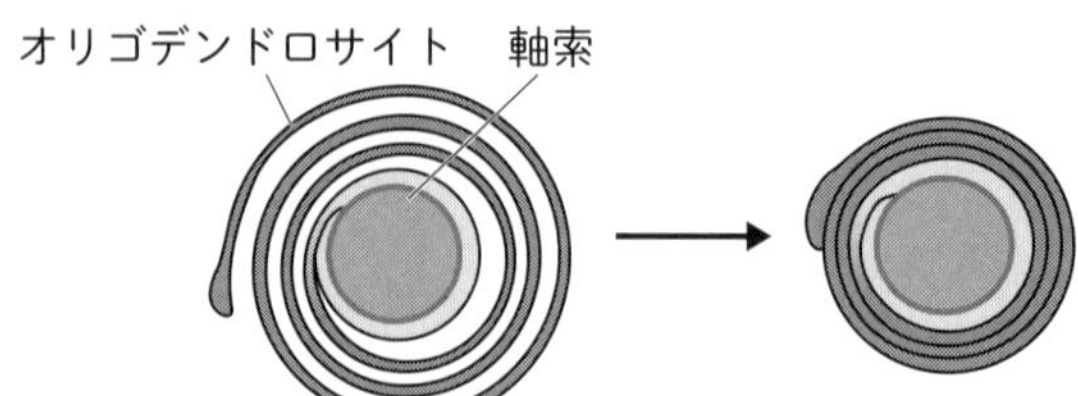

図4-5　髄鞘形成

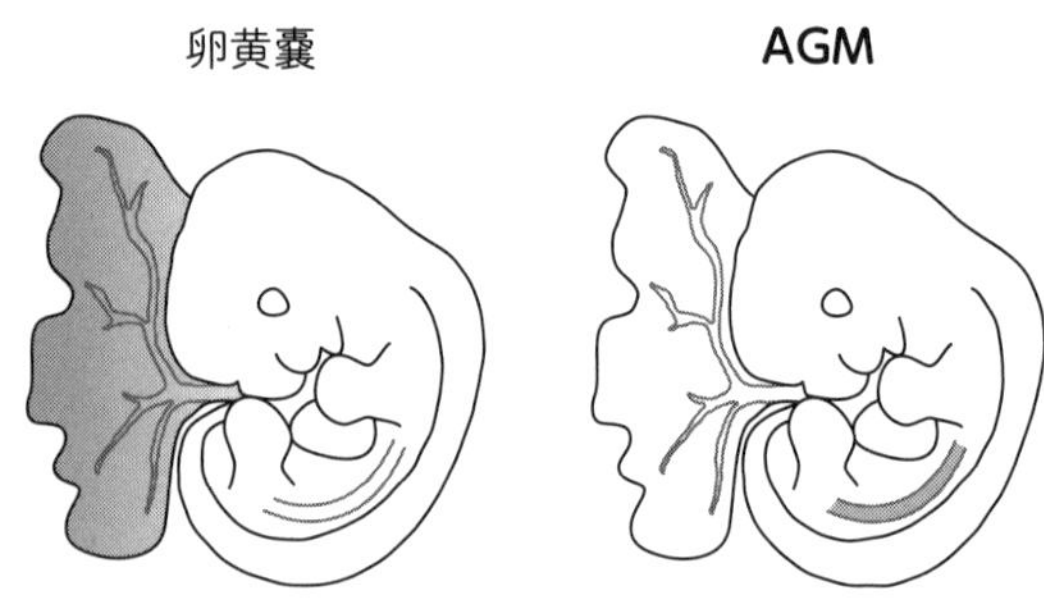

図4-6　マウス胎仔で証明されたミクログリアの起源

（左）マクロファージはまず、造血組織でもある卵黄嚢（グレーのエリア）で生産され、血流によって胎仔内に運ばれ、その一部はやがて脳内に到達してミクログリアとなる。（右）一方、大動脈・生殖器・腎臓が発生するAGMとよばれる領域も造血組織であり、マクロファージが産生されるが、この集団は末梢マクロファージとして体内を循環し、脳内には侵入しない。

▶図はAzzoni E, et al：EMBORep, 19, doi：10.15252/embr.201745477（2018）より引用。ミクログリアの起源については、神戸大学の内匠透らの研究による。p195参照。

める働きがあるのですが、実は、髄鞘の成分がニューロンの再生を抑制するというネガティブな側面もあります。

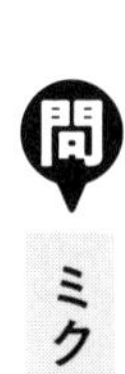

ミクログリアはどこから来るの？

ミクログリアは脳の細胞の一〇%くらいを占めると見積もられていますが、外胚葉から派生する脳の原基に由来するのではありません。他の免疫系の細胞と同様に、その起源は中胚葉です。免疫系細胞のなかで、最もミクログリアに近いと考えられているのがマクロファージ◆1という細胞で、マウスを用いた研究では現在、マクロファージは、まず胎仔（※）を包む卵黄嚢（らんおうのう）◆2に、次に胎仔の腎臓や生殖器が発生する大動脈近傍のＡＧＭとよばれる領域で形成される未分化な血管と血球が起源と考えられています（**図4-6**）。マクロファージのなかで脳内に侵入して定着した細胞がミクログリアです。マウスの大脳原基には胎齢九日頃から血管の侵入が開始されますが、**それとともにマクロファージも侵入し、およそ胎齢一四日頃には、ミクログリアの細胞が検出できるようになります**。

ミクログリアはこれまで、脳に何らかの障害が起きたときに、活動を開始すると考えられ

※…ヒトは「胎児」を用いますが、それ以外の哺乳類に関して「胎仔」を用います。

てきました。すなわち、病気との関連から研究がなされてきたのです。ところが、近年、恒常的に不要なシナプスを除去する働きがあることや、正常な発生・発達過程において、積極的なシナプス除去にかかわることがわかってきました。このことについて、次節で紹介します。

2 シナプスの「刈り込み」

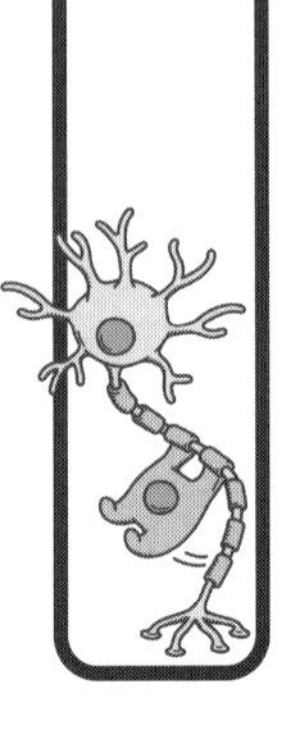

第3章で、神経回路形成の三つのステップのうち、軸索伸長とシナプス形成について紹介しました。ここでは、いったん形成されたシナプスが「刈り込まれる」ことについて、最も詳しいメカニズムがわかっているマウスの小脳の例を用いて説明します（**図4-7**）。

生後三日目以降、プルキンエ細胞とよばれるニューロンには、複数の「登上線維」とよばれるニューロンの軸索が到達します。**そのなかで機能が強化された線維が勝ち残って多数のシナプスが形成されていく一方、強化されなかった線維はシナプスが失われていきます**。このような過程を経て、勝者のニューロンのシナプス以外が刈り込まれることになります。ちょうど、木の枝が剪定（せんてい）されて刈り込まれることに見立てています。

ヒトの脳では、この刈り込み現象は生後の幼若期に生じます。生後、二年くらいの間は、

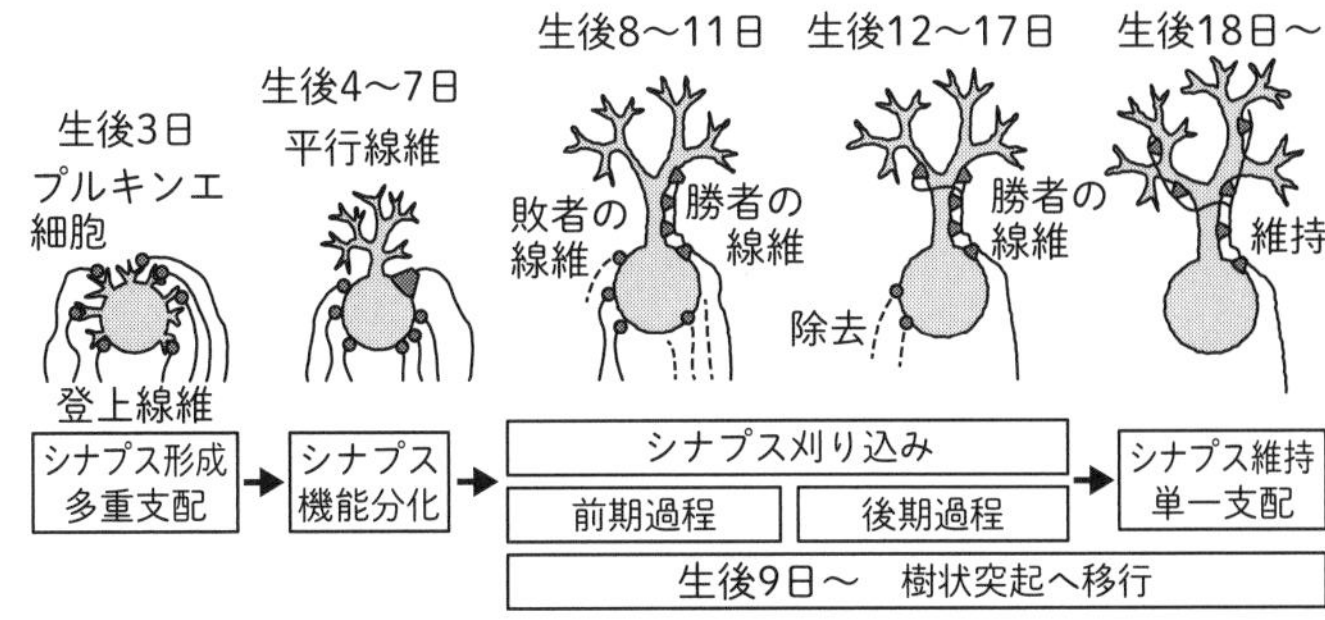

図4-7　マウス小脳におけるシナプス形成と刈り込み

▶渡邉 貴樹 、他：生後発達期の小脳におけるシナプス刈り込みのメカニズム．生化学 、88：621-629、2016より引用。

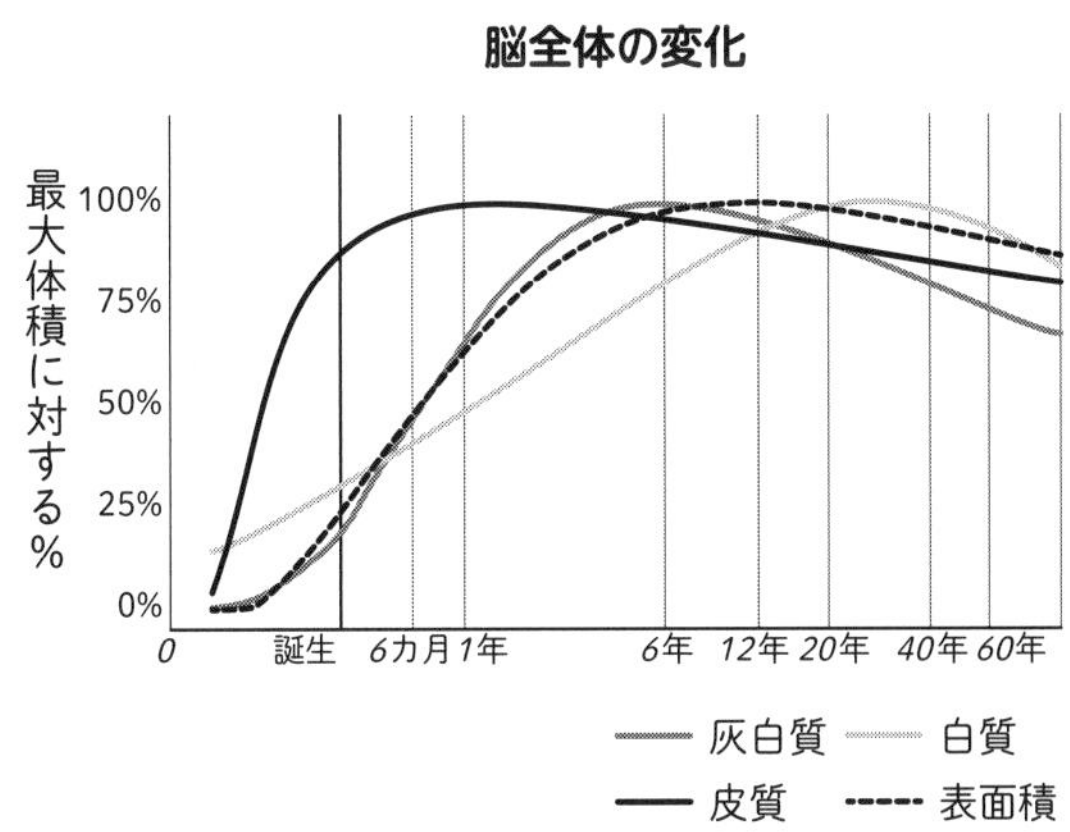

図4-8　ヒト大脳皮質体積の経時的変化

大量の脳画像データをもとにした最近のメタ解析より、大脳皮質の厚みのピークは生後1歳くらいだが、その後、シナプス刈り込みが生じることによって減少する。一方、髄鞘形成は生後に進んでいくため、白質の体積のピークは20歳頃であることがわかった。

▶ Bethlehem RAI, et al：Nature, 604：525-533, 2022より引用。

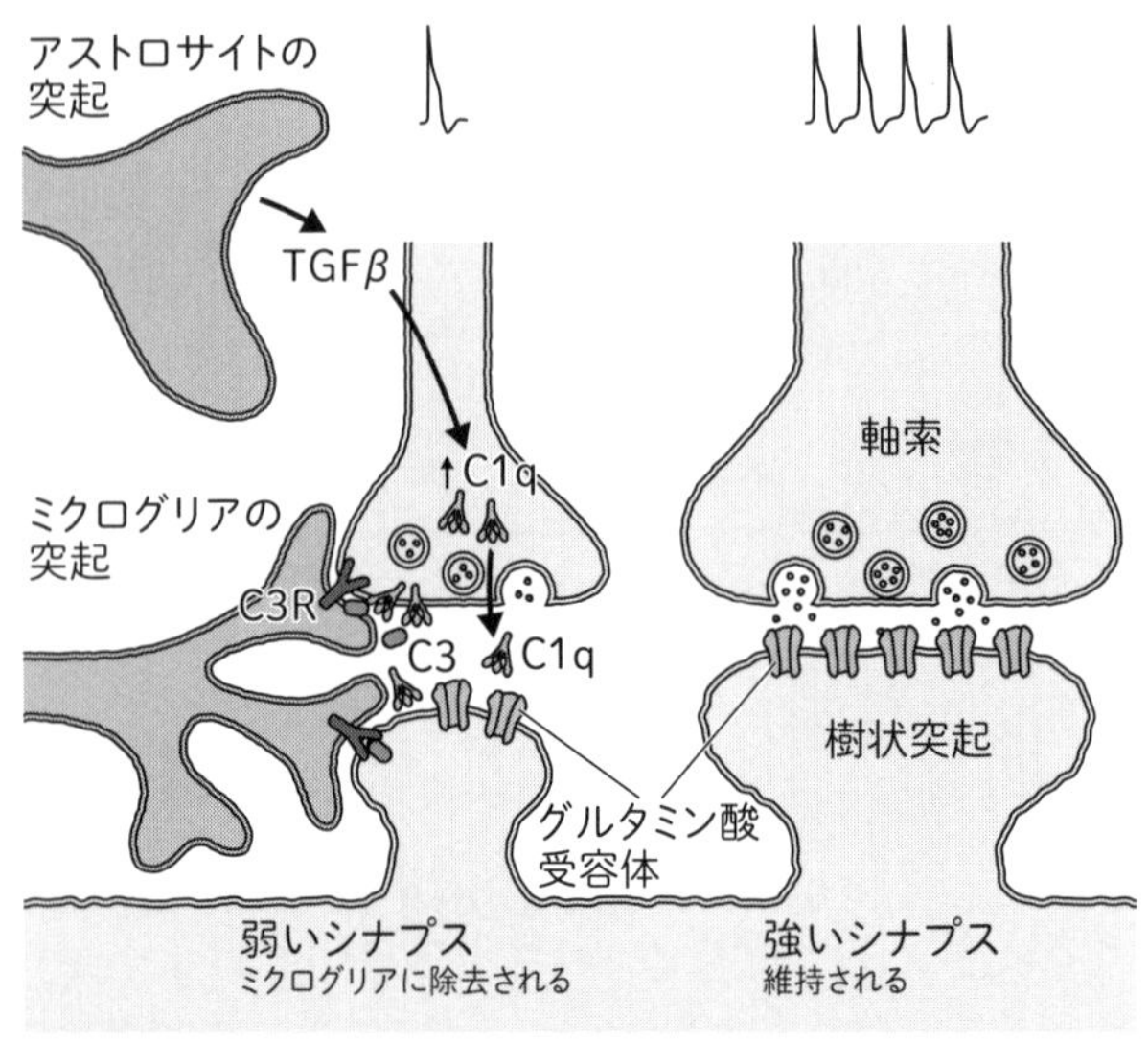

図4-9　ミクログリアによるシナプスの刈り込み

▶「カンデル神経科学 第2版」（宮下保司／監修）、第48章 、メディカル・サイエンス・インターナショナル、2022より引用。

樹状突起がどんどん張り出し、さかんにシナプス形成していくのですが、その後、徐々に余分なシナプスが刈り取られて、神経回路が整理されていきます。**このような刈り込み現象により、残った〝強い〟シナプスの神経伝達が効率的なものになると考えられます**。最近の詳しい脳画像研究からも、大脳皮質の厚みのピークがだいたい生後一年目くらいになることが確かめられています（**図4-8**）。

刈り込み現象自体は古くから知られていたのですが、いったいどのように行われるのかについては、長い間の謎でした。実は、ここで重要な役者がミクログリアなのです。

ミクログリアは、これまで脳の損傷に対して活性化し、死んだ細胞やその残骸を除去することが知られてきましたが、**正常な発生・発達過程において、あるシナプスの活動性が他の活動性よりも弱いことをみつけると、そのシナプスを取り囲んで食べてしまうのです**（**図4-9**）。実際、このときに使われる目印の分子は、「eat-me signal」とよばれることもありますが、親戚であるマクロファージの食作用の場合と同様で、「補体因子（ほたいいんし）」とよばれるものです。また、最近の研究では、アポトーシスとよばれる細胞死にかかわるカスパーゼという分子が補体と協調して働くこともわかりつつあります。

興味深いことに、自閉スペクトラム症などにおいては、この刈り込み現象が損なわれている可能性が指摘されています。逆に、アルツハイマー病や統合失調症などの疾患では、刈り込みが過剰となってシナプスが消失していることが症状の背景にあるのではないかと推測されています。このことについては、この後の項目で紹介しましょう。

⑩「スマホ脳」は大丈夫？

スマートフォン（スマホ）が世のなかに現れたのは、一九九〇年代ですが、またたく間に私たちの生活に入り込んできました。筆者は〝スマホ中毒〟ではありませんが、もはやスマホ無しでは生きていけない状態になっています。筆者にとってスマホは、携帯電話として使うことは少なく、自分の脳の記憶を補う大事な外部メモリであり、インターネットにつながることによって、ウェブ上に存在することを何でも検索できるデバイスです。カメラの機能もどんどん進化しており、ちょっと気づいた季節の移り変わりを簡単に撮影することができます。その画像や動画をTwitter、Facebook、Instagram、LINEなどのソーシャルネットワークサービス（SNS）に流したり、Kindleで電子書籍を読んだり、YouTubeやNetflixなどの動画をみることもできます。インターネット通販で欲しいものを購入することにも使えますし、お財布代わりにキャッシュレス決裁も可能です。……逐一あげるとキリがありませんね。

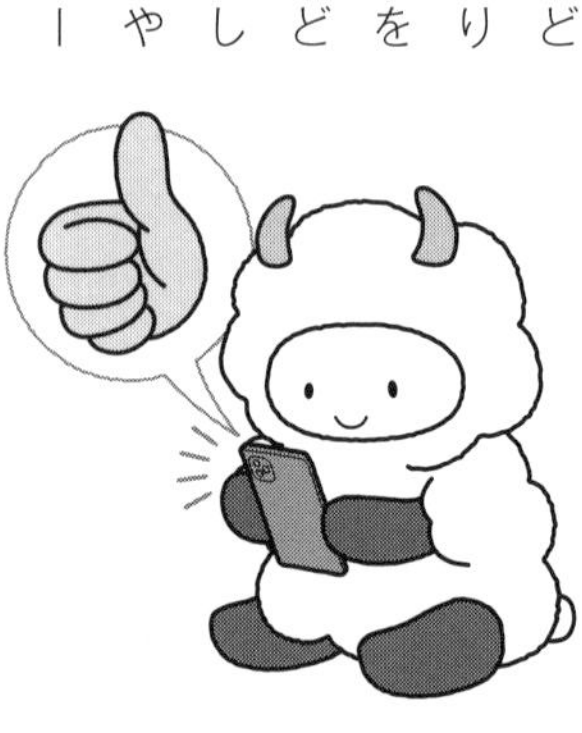

しかしながら、スマホを使い過ぎることは脳に負荷をかけすぎるとして警鐘が鳴らされています。スウェーデンの精神科医アンデシュ・ハンセン博士の書いた『スマホ脳』は、全世界でたちまちベストセラーになりました。そのなかには、夜もスマホの明るいスクリーンを見てしまうことによる睡眠障害や、スクリーンタイムが二時間を超えると鬱（うつ）のリスクが上がることなどが書かれています。また、スマホで種々のゲームなどに没頭したり、SNSでのやりとりで「いいね！」をもらうことは、脳の「報酬系」を刺激し、依存状態を生み出します。学習現場では机の上にス

マホがあるだけで、記憶力、集中力が低下するという実験結果もあります。どのようなシナプスが生き残るかは脳の機能にとってとても重要です。特に発達期の子どもたちにとっては、スマホの与え方や使い方のルールを考える必要がありそうです。

3 「臨界期」のしくみ

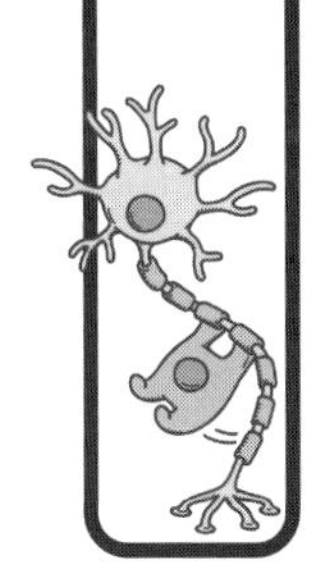

「三つ子の魂百まで」という言葉がありますが、脳の形成は三歳で終わってしまうわけではありません。先に述べたシナプス刈り込み現象は三歳を越えても続きます。一方で、髄鞘形成も進んでいきます。ごく最近、イギリスのキングス・カレッジ・ロンドンのデビッド・エドワーズらのグループがリーダーシップをとり、多数の施設からの解析結果をまとめることにより、さまざまな年代の一二万例以上の脳イメージングデータを分析されたチャートが公開されました。なんと、出生前の胎児の脳も、超音波（エコー）画像を分析することによって解析されています。その結果、大脳皮質の厚みのピークは一歳頃ですが、**灰白質と白質の体積は、それぞれ生後の六歳および二〇歳過ぎくらいがピークということがわかりました（図４-８）**。このチャートが示すように、脳は生涯を通じて変化するのです。

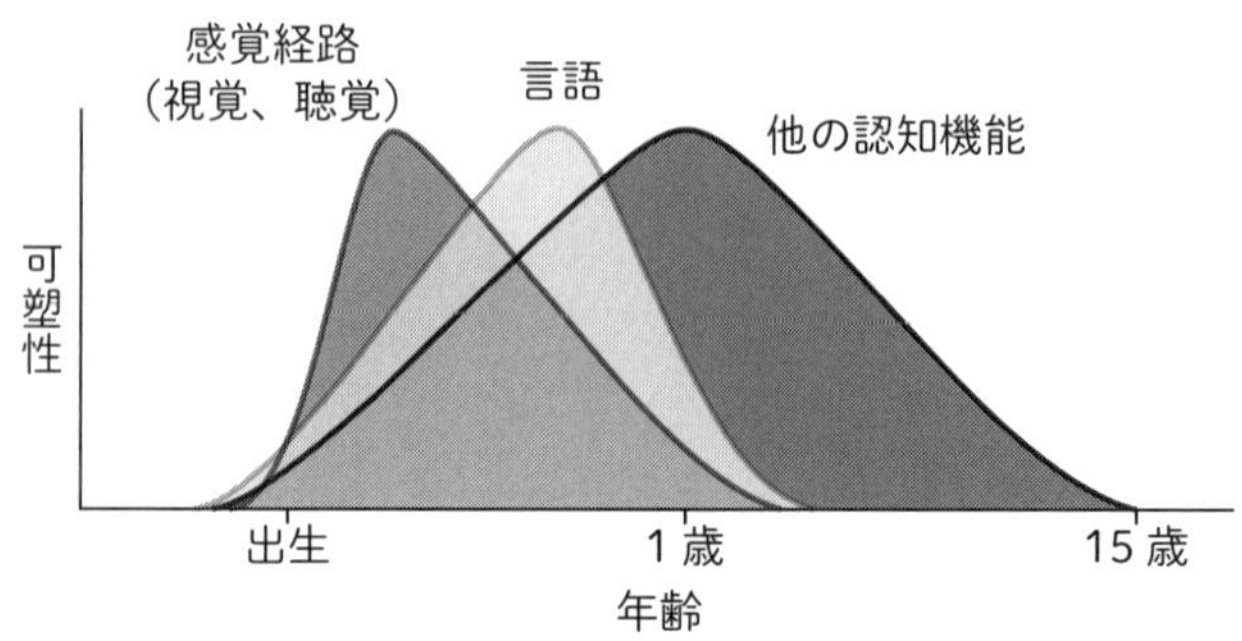

図4-10　ヒトにおける感覚・認知の臨界期

▶「カンデル神経科学 第2版」（宮下保司/監修）、第49章、メディカル・サイエンス・インターナショナル、2022より引用。

バイリンガルになるには臨界期が重要

この後お伝えするように、脳は生涯、ニューロンを生み出すこともできますが、私たちの脳の機能が発達する段階で、「臨界期」とよばれる重要な時期が存在することもまた事実です。例えば、完全なバイリンガルになるには、ごく小さなときに二つの言語に接していることが必要であることは、日常的に理解いただけるでしょう。日本人にとって英語の「l（エル）」と「r」の音の聞き取りはとても難しいですが、聴覚の臨界期の終了する前に日常的に英語に接する経験があれば、英語に関してもネイティブと同様の聞き取りができるようになるのです。このように、臨界期は刺激に対する応答性が高いため、「感受性期」とよばれることもあります。**言語の臨界期は一般的には思春期頃までといわれることが多いですが、そのピークは一歳前後と推定され、この時期に子どもは、まだ喋れなくても多数の言葉を覚えられるのです**（図4-10）。

臨界期を調べた有名な実験

臨界期の問題は、発達神経科学のなかで特に注目されてきた領域でした。ここではまず、アメリカのデイヴィッド・ヒューベルとトーステン・ウィーゼルが行った子ネコを用いた古典的な実験を紹介しましょう。

両眼視が可能なネコやヒトでは、左右の網膜からの感覚入力が両側の「視覚野（しかくや）」に投射して、大脳皮質の第Ⅳ層で互いに分離した縞模様をつくります。ヒューベルとウィーゼルは、子ネコの眼に眼帯を付けて、視覚経験を片方の眼のみに偏らせると、**開いた眼からの情報を閉じられた眼からの情報よりも多く受け取るように、神経回路がつくり変えられるということを見出しました**。このことを「眼優位性（がんゆういせい）」とよびます。ヒューベルとウィーゼルはこのような視覚情報の処理に関する発見により、一九八一年のノーベル生理学医学賞を受賞しています。

その後、この分野はマウスなどを用いて、さらにメカニズムの研究が進みました。マウスは、ほとんど両眼視はしていないのですが、わずかな領域では両眼からの入力を受けています。アメリカのタカオ・ヘンシュらは、まず、この両眼領域では、ほとんどのニューロンは反対側の眼球からの入力に優位に反応し、両眼入力に反応するものは少なく、同側の眼球からの入力のみに反応するものはごくわずかであることを確かめました。次に、臨界期の間、

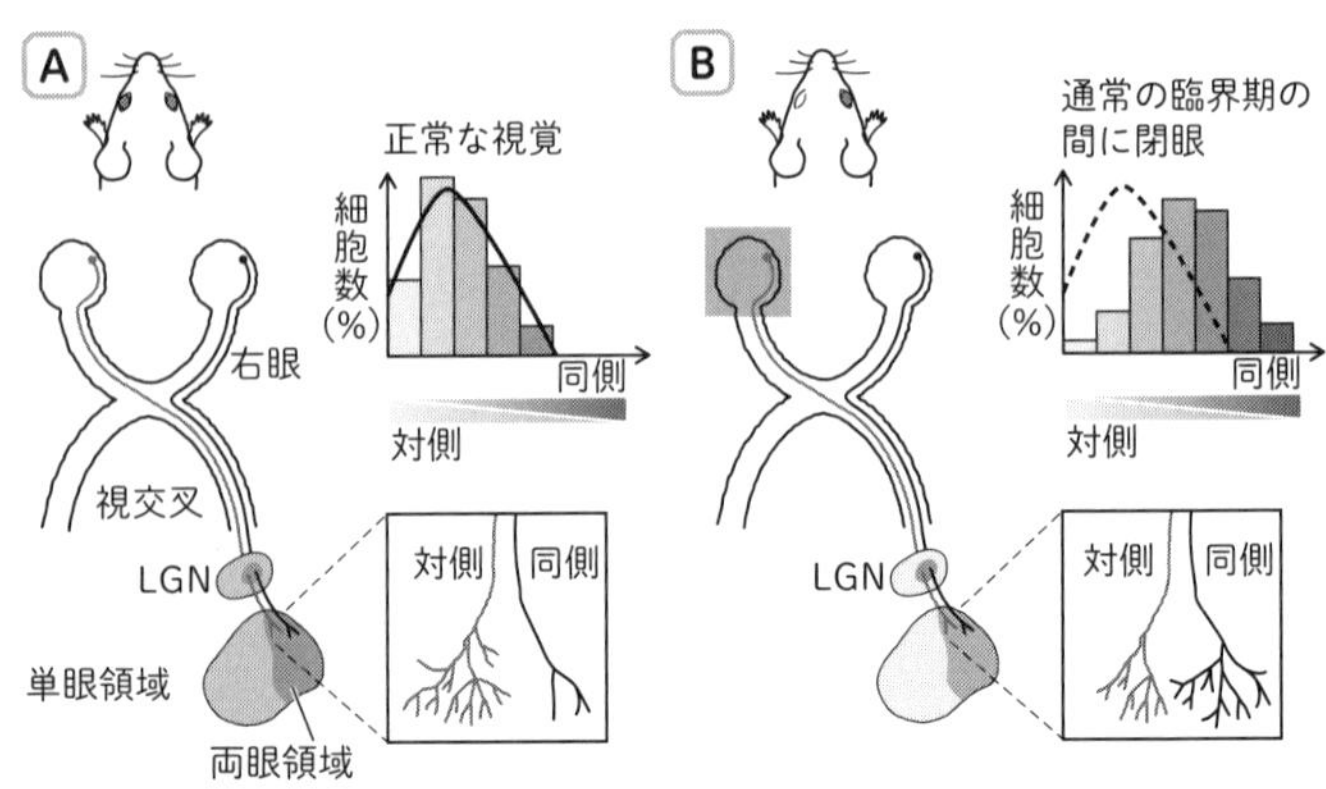

図4-11　マウスを用いた視覚の臨界期を調べる実験

▶「カンデル神経科学 第2版」(宮下保司/監修)、第49章、メディカル・サイエンス・インターナショナル、2022より引用。

反対側の眼を遮蔽しておくとどうなるかを調べました。**すると、遮蔽されていた方の眼からの入力は少なくなり、多くのニューロンが両眼または同側の眼球からの入力に反応するようになりました**（図4-11）。また臨界期を過ぎてから目を閉じても、同じような反応性の変化は生じないこともわかりました。

さらにヘンシュらは、このメカニズムには抑制性のニューロンがかかわることを突き止めました。抑制性ニューロンは全体の二割り程度の数しか存在していませんが、興奮性ニューロンの機能を微調節する重要な役割をもっています。抑制性ニューロンの神経伝達物質であるγ-アミノ酪酸（GABA、第2章表2-1も参照）が正常な発達よりも早く分泌されるようなマウスを作製すると、なんと、臨界期が早まり、逆に、GABAシグナルを遅らせると、単眼視によって同側からの眼球入力への指向性が高まる期間を遅らせることができました。このような実験結果から、適切な抑制性入力が臨界期開始の「ゲート」として重要な役割を果たすことが示唆されたのです。

4 いくつになっても脳細胞はつくられる

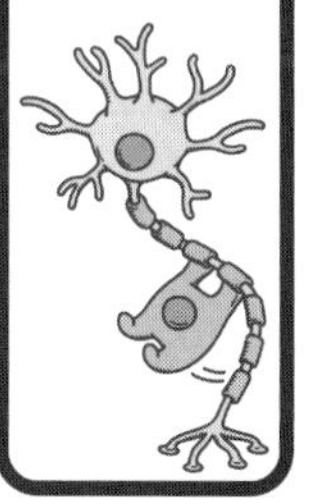

第2章でも取り上げたスペインの神経解剖学者カハールは、「脳細胞は脳ができあがってからは生まれない。あとは死んでいくだけ」という言葉を残していました。この定説が覆ったのは、**一九六〇年代初頭にジョセフ・アルトマンらが生後のラットの海馬に新たに生まれたニューロンをみつけたことがきっかけです**。ただし、神経科学の研究業界でこのことが広まるには、だいぶ時間がかかりました。「皮膚などと違って、脳の細胞が生まれ変わるなんて……」と思われていたのですね。

再発見のきっかけは、一九八〇年代からさかんになりつつあった鳴禽（めいきん）（song bird）を用いた歌学習の研究です。アメリカのロックフェラー大学のフェルナンド・ノッテボームらは、季節ごとに新しい求愛歌を覚える雄のカナリヤの脳を調べたところ、歌を学習する際に必要な脳の領域に新たに生まれたニューロンを発見したのです。もし「学習」というような高次脳機能と新しくニューロンが生まれること〔ニューロン新生（neurogenesis）〕が関係しているのであれば、これはエキサイティングなことになります。

その後、一九九一年に、石龍徳（東京医科大学名誉教授）は、ラットの海馬においてアルトマンの研究が再現されることを見出しました。このような再現性は科学において何より重要なことです。一方、少し遅れて、アメリカのソーク研究所のフレッド・ゲージのグループは、幹細胞の研究から海馬のニューロン新生に着目し、一九九九年には、運動によってニューロン新生が増加することを見出します。同じ年、アメリカのプリンストン大学のエリザベス・グールドは、学習により海馬のニューロン新生が向上することを報告し、この分野が急に活気づくことになりました。さらに、ノッテボームの弟子であったアルトロ・アルバレス＝ブイヤは、齧歯類の嗅球のニューロンが側脳室からのニューロン新生により供給されることを見出しています。

当初、ニューロン新生が生じるのは鳥類や齧歯類くらいだろう、と批判的に捉えていた研究者もいましたが、サルでもニューロン新生の証拠がみつかり、さらに先ほどあげたゲージのグループや第3章で取り上げたスウェーデンのフリーセンが、ヒトでもニューロン新生が生じている可能性を提唱するに至りました。つまり、**いくつになっても脳細胞はつくられるのです。ただし、ニューロン新生は加齢により減少するということも事実です。**

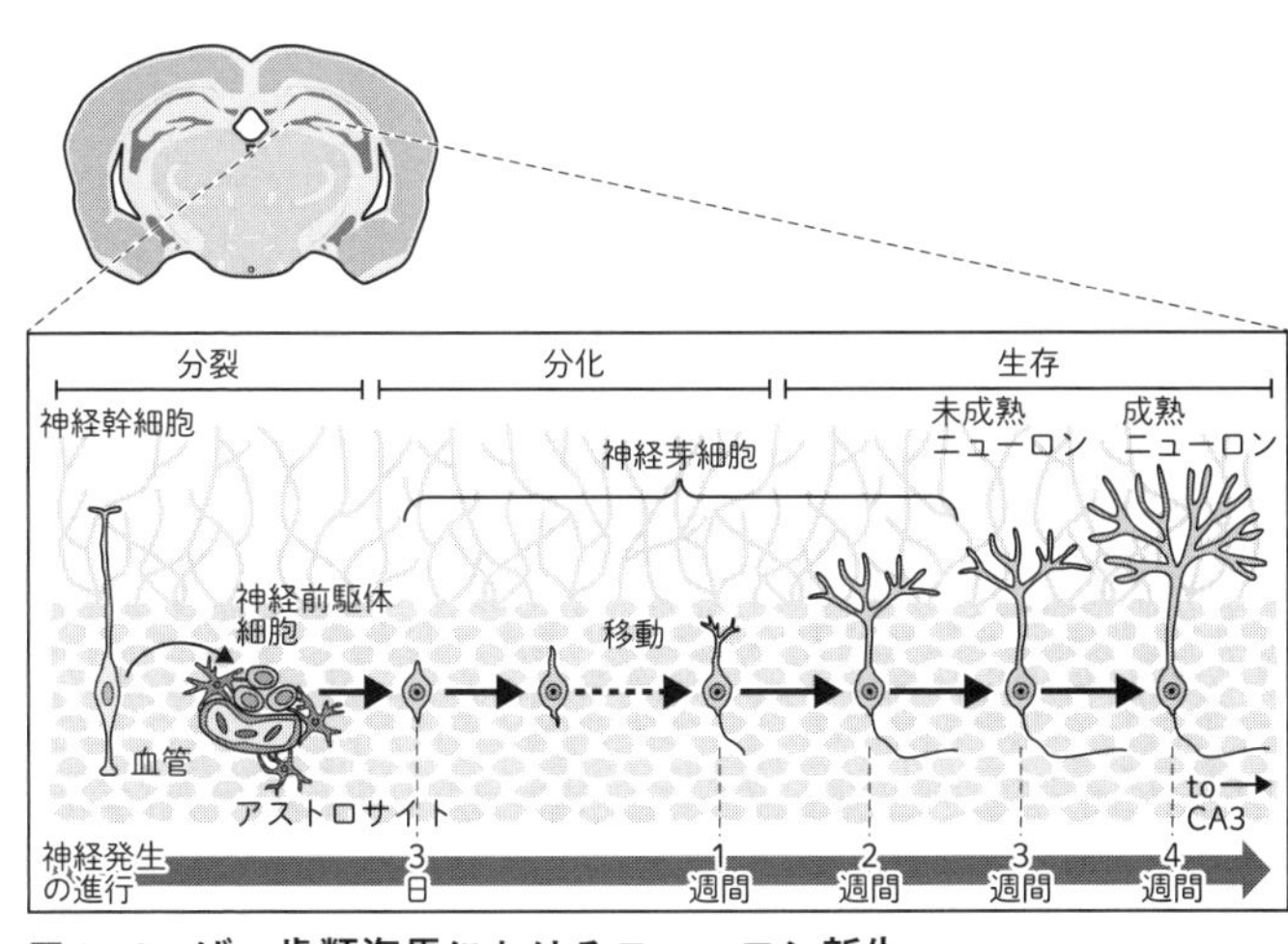

図4-12　げっ歯類海馬におけるニューロン新生

海馬でのニューロン新生の流れ

では、実際に海馬のニューロン新生の様態を説明しましょう（**図4-12**）。

海馬で新たなニューロンを生み出す神経幹細胞は、「顆粒細胞層」というニューロンがぎっしり詰まった層の下の部分（顆粒細胞下帯）に存在します。海馬の神経幹細胞も突起を長く伸ばした放射状グリアの性質を有しています。非対称分裂により生みだされたニューロンは顆粒細胞層に追加され、徐々に成熟していき神経回路を構築します。齧歯類では、この過程にだいたい四～六週間くらいかかると見積もられています。

新たに生みだされたニューロンは、海馬における短期記憶の定着に重要だと考えられています。薬剤投与や遺伝子改変などにより実験的にニューロン新生が生じないようにすると、記憶学習能力が低下します。また、このことは、うつや心的外傷後ストレス障害（PTSD）の発症にかかわる可能性が指摘されています。逆に、マウスでは回転車や遊び道具などの多い豊かな飼育環境がニューロン新生を向上させることもくり返し報告されています。生きた人間の脳で非侵襲的にニューロン新生を計測できれば、このような作用を脳とこころの病気の治療などにうまく利用できるかもしれません。

5 脳の発生・発達の異常と神経発達障害

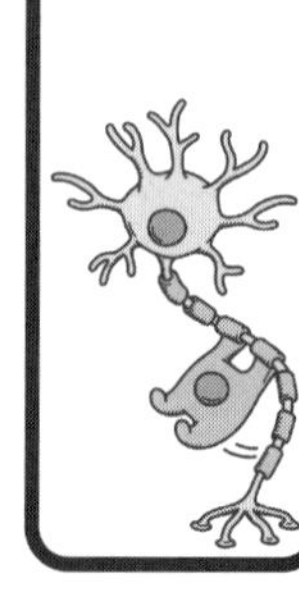

すでに第3章や本章でもお話してきたように、脳の発生・発達の過程は、きわめて複雑精緻です。小さなボタンの掛け違いなど起きてもおかしくありません。このような神経発達（発生を含む）の過程に起源があるとされる障害〔神経発達障害（neurodevelopmental disorders）〕には、知的障害（ＩＤ）、自閉スペクトラム症（ＡＳＤ）、注意欠陥・多動性障害（ＡＤＨＤ）などがあります。

このような精神、あるいはこころの不具合は、〝歩けない〟というような外から見てわかりやすい症状ではないので、周囲の人から気づかれないこともありますし、あるいは自閉ス

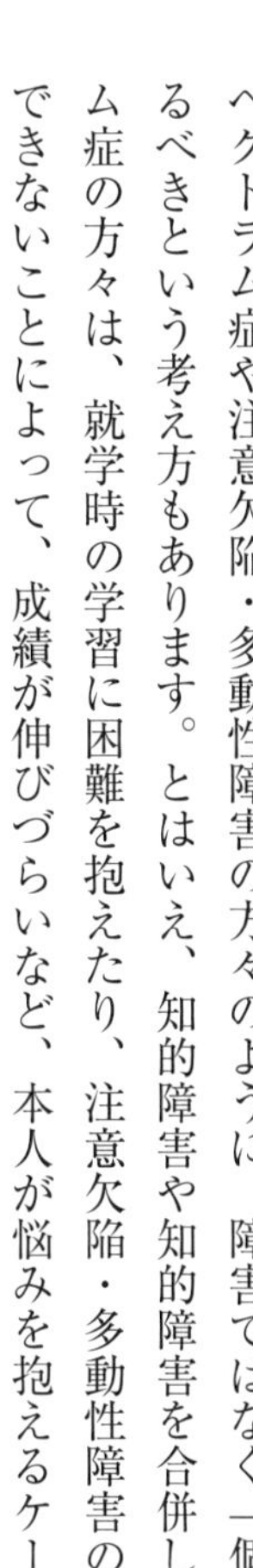

ペクトラム症や注意欠陥・多動性障害の方々のように、障害ではなく「個性」であると捉えるべきという考え方もあります。とはいえ、知的障害や知的障害を合併した自閉スペクトラム症の方々は、就学時の学習に困難を抱えたり、注意欠陥・多動性障害の方も、授業に集中できないことによって、成績が伸びづらいなど、本人が悩みを抱えるケースもあります。

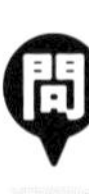

自閉スペクトラム症の脳の発達の特徴は？

ここでは、神経発達障害のなかで自閉スペクトラム症を取り上げて、脳の発生・発達過程で、どのような特徴があるのかについてお話しましょう。

自閉スペクトラム症は一九四三年にアメリカの小児科医レオ・カナーが最初に報告した、稀な小児の精神疾患症例が最初ですが、現在、アメリカでは三六人に一人もの頻度であるとされています。自閉スペクトラム症の診断基準（アメリカ精神医学会が発表したＤＳＭ-５）では、「①コミュニケーションの障害（社会性や言語発達含む）」および「②こだわり・常同性」が幼少期から認められるということが大きなポイントとなっています。ただし、自閉スペクトラム症の方は、これら二つの症状の他にも、感覚の過敏・鈍麻、軽微な運動障害、睡眠障害、てんかん、消化器症状などを合併することが多いです。また、**自閉スペクトラム症の方一人ひとりで、どのような症状が併存しているのかは異なります**。自閉スペクトラム症の診断基準として、血圧などのように数値として測定できるものが少なく、まだまだ客観性に欠けることも、病態や病因の理解を困難にしています。

では、このような症状はどんな原因で生じるのでしょうか？

■ゲノムからみた自閉スペクトラム症

自閉スペクトラム症には遺伝的素因があることが古くからわかっていました。双子を用いて「遺伝一致率」を調べると、一卵性双生児の片方が自閉スペクトラム症で、もう片方もそうである場合が三六～九〇%と高く、二卵性双生児の場合には〇～三八パーセントであるためです。そこで、二〇〇五年以降にゲノム全体の解析が可能になると、自閉スペクトラム症の原因となる遺伝子を探索する研究がさかんに行われるようになりました。

現在、自閉スペクトラム症に関係すると思われる遺伝子は、アメリカのシモンズ財団の自閉スペクトラム症遺伝子変異のデータベース（ＳＦＡＲＩ）に登録されているものを数えると、一〇〇〇個以上があがっています（図4-13）。ただし、自閉スペクトラム症と遺伝子の関係は多くの場合、「一遺伝子―一疾患」という対応関係ではありません。

遺伝子変異と疾患が〝一対一対応〟となっている例としては、フェニルケトン尿症という先天異常があります。この疾患は精神発達障害や色素異常が生じる指定難病ですが、その原因は、タンパク質に含まれる「フェニルアラニン」という必須アミノ酸を、別のアミノ酸の

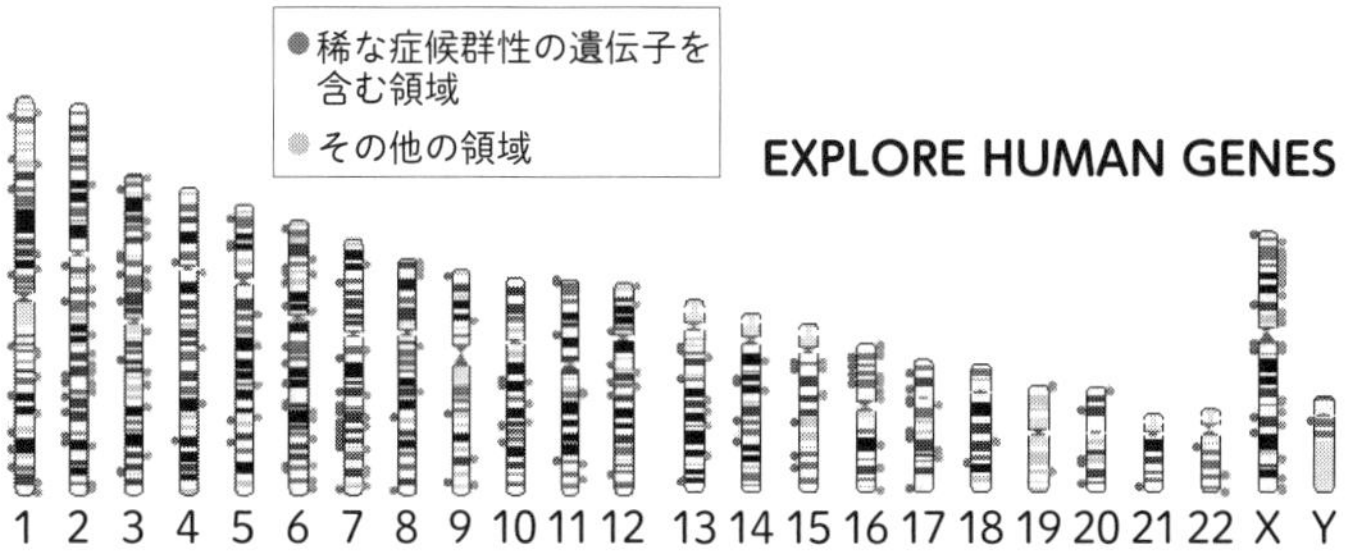

図4-13　シモンズ財団の自閉スペクトラム症関連遺伝子データベース

稀な症候群性の遺伝子を含む領域（●）やその他の領域（●）がゲノム全体にわたりマップされており、毎年、登録される遺伝子の数は増えている。
▶SFARI GENE（https://gene.sfari.org）の2018年４月時点でのデータベースより引用。

「チロシン」に変換させる酵素の働きが弱いためフェニルアラニンが蓄積することです。この疾患の患者では、フェニルアラニン変換酵素を規定する遺伝子に変異があり、遺伝子変異によって生じる疾患が決まっています。

これに対して、**自閉スペクトラム症などの場合は、がんやメタボリック症候群などと同様に多数の遺伝子が関与しているのです**。一つひとつの遺伝子の関与は比較的小さいもので、複数が相互に関係している可能性もあります。遺伝子と疾患の関係性がはっきりしている単一遺伝子としては、脆弱X症候群◆3の*FMR1*遺伝子、レット症候群◆3の*MECP2*遺伝子などがあります。

その他の遺伝子の変異の効果は弱いものが多いですが、いちばん最初に着目されたのは、第3章で言及したシナプス形成の際に働く分子であるシャンク（*SHANK*）やニューロリギン（*NLGN*）などの因子でした。これらの因子はシナプス前膜・後膜に集積して、シナプス形成を強固にする働きがあるのですから、もし機能不全に陥れば、シナプス形成が異常となり、神経伝達に何らかの不具合が生じても当然でしょう。実際に、これらの遺伝子を欠損したマウスを作製して、その行動様式を調べてみると、**シナプスの機能異常や、自閉スペクトラム症様の行動異常が認められました**。

その後、より包括的なゲノム解析が行われるようになってみると、シナプス形成やイオンチャネルのようなニューロンでの機能をもつ因子以外のものが多数あがって来ました。そのなかには、遺伝子発現（遺伝子のスイッチ）にかかわる因子たちや、ＲＮＡのプロセッシング（例えば、ｍＲＮＡの輸送や翻訳など）にかかわるものがあります。例えば、ＣＨＤ８というクロマチンリモデリング因子は現在、自閉スペクトラム症の発症に関与する可能性が最も高い因子の一つとして知られています。この他にも、筆者の研究しているＰＡＸ６もまた、ＳＦＡＲＩのデータベースに「症候群性（※）」というカテゴリーで収録されています。

■脳からみた自閉スペクトラム症

脳イメージング解析により、自閉スペクトラム症にかかわる脳の領域がどこか、ということについての研究が多数なされました。このような研究に参加する被験者としては、知的障害を合併していない自閉スペクトラム症の方が中心とならざるをえない点に考慮する必要があります。二〇〇八年に発表されたメタ解析論文では、一九八四年から二〇〇六年までの七三八報の論文において報告された八〇〇名以上の脳画像データが調べられました。その結果、

自閉スペクトラム症の方では大脳半球、小脳、尾状核の容積が拡大し、脳梁は減少しているという結論が得られています。脳容積の拡大については、シナプスの刈り込みが悪い結果である可能性が、動物モデルなどからも得られており、結果として、神経伝達の効率が悪くなっていると考えられます。線条体腹側に位置する尾状核という領域は扁桃体などからの神経投射を受け、この情動系の活動が過剰になっていることが、社会性の低下などに関係する可能性があります。また、別の解析によって、脳幹部分の異常が自閉スペクトラム症に関係するということも報告されています。自閉スペクトラム症には多様な合併症状があることから、さまざまな脳部位が関係していることは想像に難くありません。加えて、すべての自閉スペクトラム症の方が大脳半球などが大きいということでもないため、詳細なメカニズムを調べていく必要があるといえるでしょう。

　最近では、ｆＭＲＩを用いた研究もなされています。すでに述べたように、ｆＭＲＩは種々のタスクを与えたときに活動する脳領域を明らかにする目的で用いられてきましたが、安静時のｆＭＲＩを調べて比較するという新たな解析がなされるようになりました。それは、同時に活動している複数の脳領域の間に「機能結合」があるという仮定にもとづきます。自閉スペクトラム症の方と健常者を比較すると（この場合も、自閉スペクトラム症の被験者は

※…「症候群性」とは、複数の症状を合併している状態のことを指します。例えば「脆弱Ｘ症候群」では、発達遅滞や知的障害、自閉スペクトラム症のような精神症状に加えて、特有の顔貌（大きな耳、長い顔など）などを伴います。

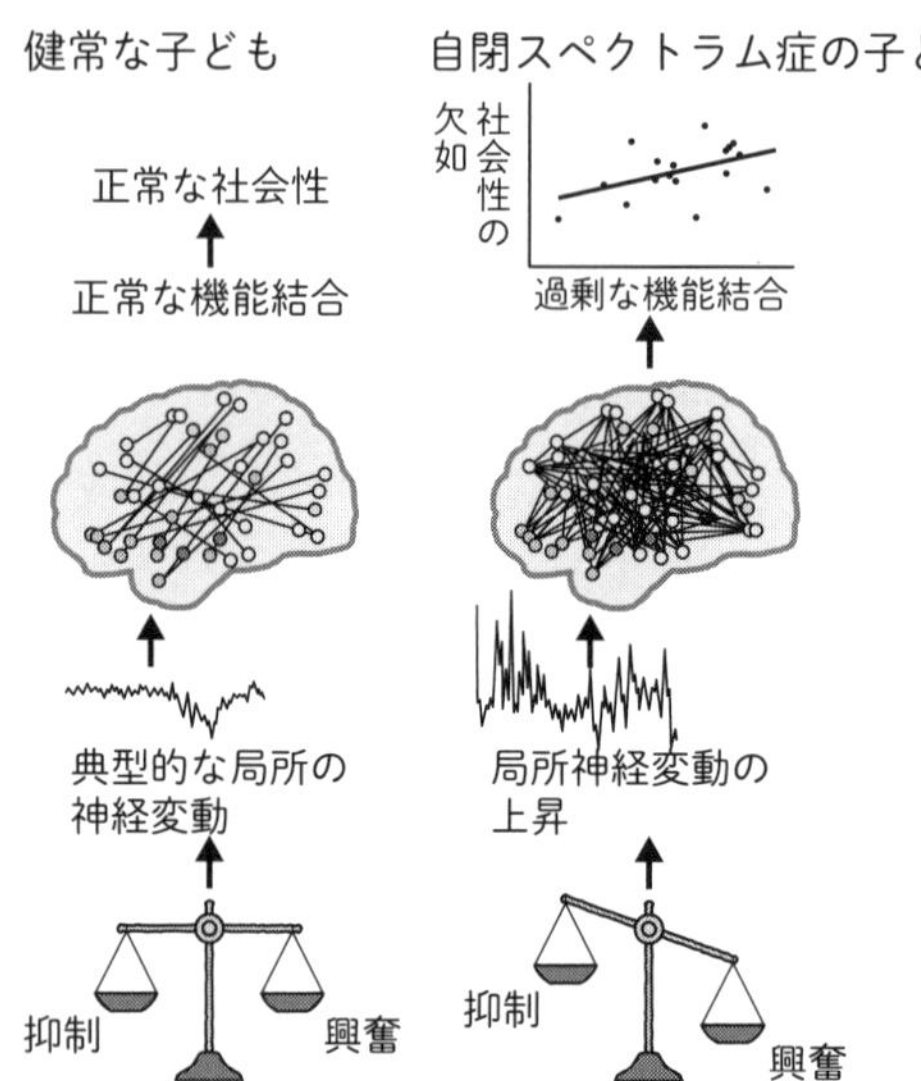

図4-14　自閉スペクトラム症の脳における機能結合

自閉スペクトラム症の脳では、長距離の機能結合が減少し、近距離の機能結合が過剰となっている。また、抑制性ニューロンよりも興奮性ニューロンが過剰に働いていると考えられる。
▶ Supekar K, et al：Cell Rep, 5：738-747, 2013 より引用。

ＩＱの高い高機能の方に限られることには注意を払う必要があります）、**自閉スペクトラム症の方は、長距離の結合が弱く、局所の結合が強くなっているという可能性が指摘されました**（図4-14）。この事実は一見、自閉スペクトラム症の方の神経伝達が悪いということと矛盾するようにも思えますが、一部の自閉スペクトラム症の方で視覚記憶が強く、言語の習得のように複数の感覚入力を統合し、さらに発話のような、長距離の神経投射を使わなければならないような機能に困難を要するような症状は、むしろ上手く説明できるかもしれません。

いずれにせよ、ｆＭＲＩが自閉スペクトラム症の診断に用いられるようになるためには、多施設での再現性のあるデータが得られることが必要であり、まだ時間がかかることが予測されます。

6 脳の老化と精神疾患

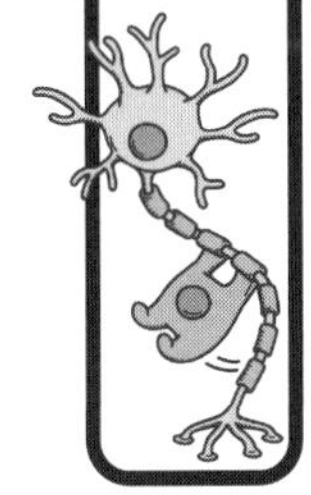

老化にともなう脳の変化

さて、老化は脳にどのような影響を与えるでしょうか？

加齢とともに脳は徐々に萎縮します。**図４-８**をみると、四〇歳以降、脳室が急激に拡大していくことがわかります。脳イメージングによる海馬の萎縮の様子や、実験動物のデータから、ニューロン新生もまた、年齢を重ねるにつれ減少していくことがうかがわれます。海馬のニューロン新生が低下すると、短期記憶が定着しにくくなります。このことは、いわゆる認知症の初期症状として「お財布をどこに仕舞ったか忘れてしまった」、「さっき聞いたことを忘れて、またくり返し聞いてしまう」などを説明できるかもしれません。

また、脳が老化すると「老人斑」という〝シミ〟が脳にできるようになります（**図４-15**）。**脳の大部分では生まれる前に産生されたニューロンが生涯にわたって使われるので、徐々に、**

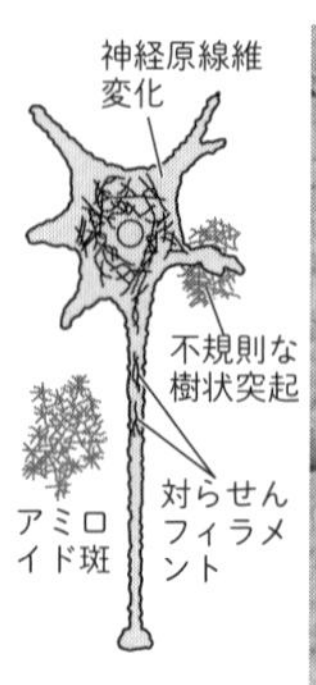

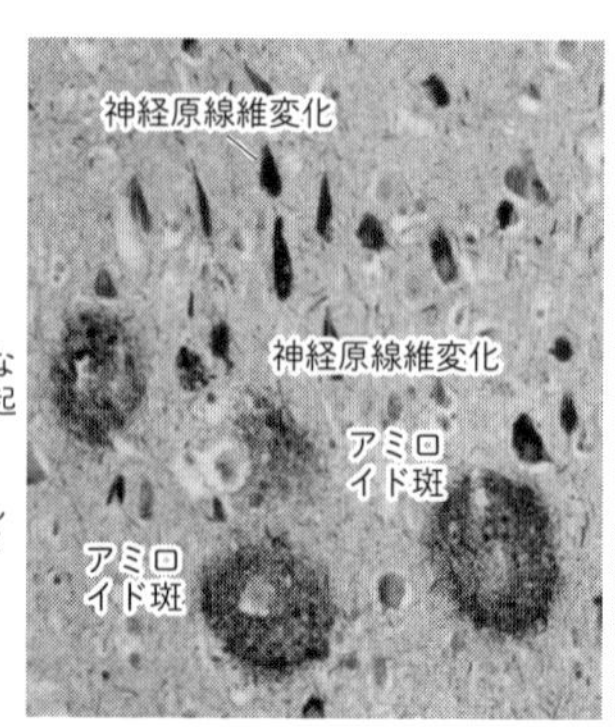

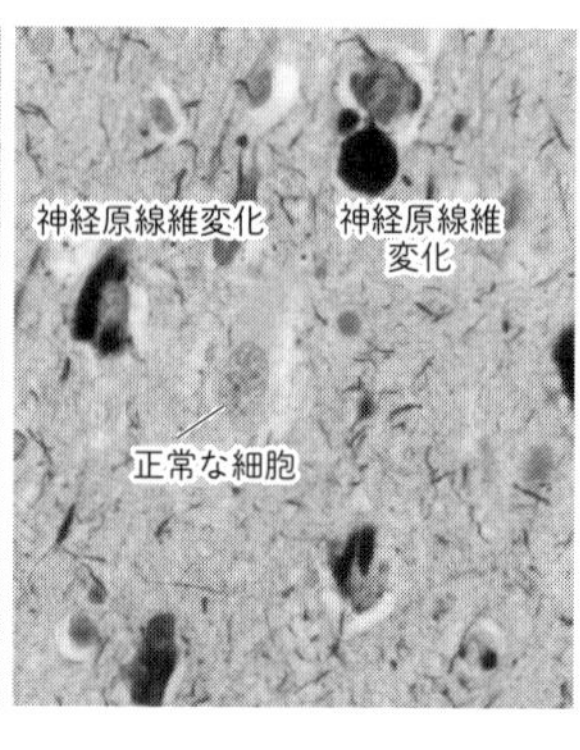

図4-15　老人斑と神経原線維変化

▶「カンデル神経科学 第2版」（宮下保司／監修）、第64章、メディカル・サイエンス・インターナショナル、2022 ならびに「Principles of Neural Science, 6th Edition」（Kandel ER, et al, eds）, McGraw-Hill Education, 2021 より転載。

細胞内外の〝お掃除機能〟が衰えてきます。その結果として、アミロイドβなどがゴミとして溜まってしまったものが老人斑です。老化した脳にはこの他、「神経原線維変化」という病理所見も現れ、こちらは「タウ」という名前のタンパク質が凝集したものです（**図4-15**）。**アルツハイマー病で亡くなった方の脳を調べると、前述の老人斑や神経原線維変化が顕著に認められます。**アルツハイマー病は〝もの忘れ〟を初期症状とし、その進行とともに視空間認知など他の認知機能が障害され、さらに進行すると言葉が話せなくなったり、周囲への無関心さが目立つようになり、やがて活動が昼夜逆転したり、徘徊などがみられるようになります。

アルツハイマー病のバイオマーカー探索

アルツハイマー病の方の脳にアミロイドβの蓄積がみ

られることから、アミロイドβが病態を反映する指標（バイオマーカー）として役立つのではと考えられました。生きている患者のアミロイドβを検出するには、陽電子放出断層撮影（PET）による検査◆4もしくは髄液検査◆5を行う必要がありますが、PETは高額なうえ、実施できる施設に限りがあること、脳脊髄液の採取は生体に針を刺すため患者の負担が大きいことが問題となります。

そこで、簡便に血液検査で判定できるようなバイオマーカーの探索や、分析手法の開発が重要になります。二〇〇二年にノーベル化学賞を受賞した田中耕一博士の率いる島津製作所の研究所では、国立長寿医療研究センターとともに、微量な血液からアルツハイマー病の状態を検査できる方法を開発しています。アルツハイマー病の方の血漿（けっしょう）中には、アミロイドβが漏れ出しているので、これをバイオマーカーとして検出することにより、病気の進行度合いが推定できるのです。この方法では、たった〇・五ミリリットルの血漿から多数のタイプのアミロイドβを識別し、同時に高感度で検出することが可能で、今後の実用化が期待されます。

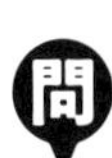

アルツハイマー病は治る？

現在、根本的な治療法はありませんが、もしアミロイドβの蓄積がアルツハイマー病の

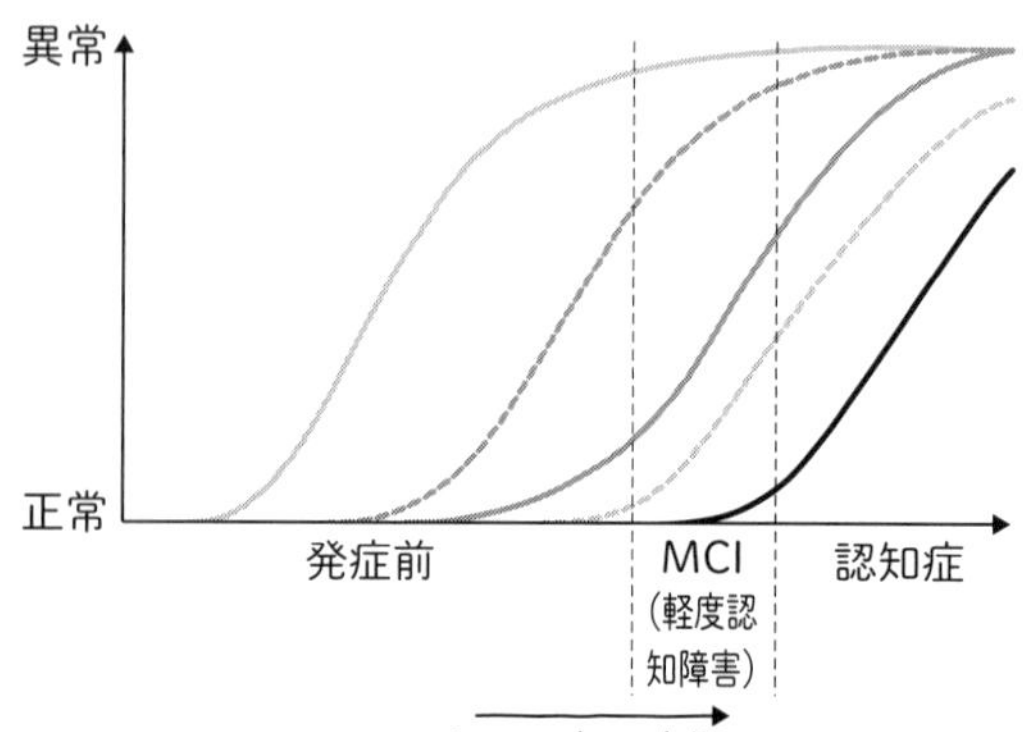

図4-16　アミロイドβやタウタンパク質の蓄積とアルツハイマー病の進行

▶ Jack CR Jr, et al：Lancet Neurol, 9：119-128, 2010 をもとに作成。

と考えられます。そこで、アミロイドβを標的とした抗体を作製して、これを治療薬とするという開発が進められています。ただし、アミロイドβはアルツハイマー病の病態の〝結果〟である可能性もあります。また、アミロイドβの蓄積が検出されるようになった時点で治療を開始しても、〝時すでに遅し〟かもしれません。さらに、タウタンパク質の蓄積の方が、アミロイドβよりも病状とよく相関するので、バイオマーカーとしてはタウに着目すべきと考える研究者もいます（**図4-16**）。高齢化が進む現在において、アルツハイマー病の克服は社会にとっての大きな挑戦と考えられ、脳科学研究の進展が重要といえるでしょう。

パーキンソン病とは

パーキンソン病もまた、中年以降の発症が多く、高齢になるほど発症率が高い脳の病気です。手の震え・動作や歩行の困難など、運動障害を呈し、徐々に病状が悪化していきます。この進行性の神経変性疾患では、中脳の黒質（こくしつ）とよばれる領域のニューロンが脱落し、逆に「レビー小体」とよばれる凝集体が認められることが特徴となっています。レビー小体の本体はα（アルファ）シヌクレインとよばれるタンパク質で、アミロイドβなどと同様に凝集体を形成します。結果として、この病気では、中脳黒質に存在するドパミン放出ニューロンが脱落し減少することによって、ドパミンを介した神経回路の機能がおかしくなり、動作異常が生じると考えられています。そのため、**ドパミンの前駆物質である「L-ドパ」という物質を大量投与することが症状の軽減に役立ちます**。逆に、パーキンソン病では相対的にアセチルコリン系が過剰になっていることから、抗コリン薬も治療に使われることがあります。いずれにせよ、対症療法であって、ドパミンニューロンの脱離を防ぐような根本治療ではありません。そのため、ｉＰＳ細胞などを用いてドパミン産生ニューロンを移植するというような試みなどもなされつつあります。今後の進展に期待したい分野です。

■進む原因の究明

最近の研究として、東北大学の福永浩司名誉教授らのグループは、αシヌクレインの取り込みにかかわる分子を同定しました。神経伝達物質であるドパミンの受容体に、脂肪酸結合タンパク質として知られるＦＡＢＰ３が結合することを見出したのです。実際、パーキンソン病の患者の髄液ではＦＡＢＰ３の量が上昇していました。そこで、同大学の大和田祐二教授が作製したＦＡＢＰ３欠損マウスを調べてみると、なんと、αシヌクレインがニューロンへ取り込まれず、凝集体が形成されないことがわかりました。つまり、**αシヌクレインが凝集してレビー小体が形成されるためにＦＡＢＰ３は「必要」な分子となります**。ということは、ＦＡＢＰ３の量を下げればパーキンソン病の発症や治療に効果があることが期待されます。福永名誉教授らが、ＦＡＢＰ３の阻害薬を作製し、レビー小体が形成されるモデルマウスに投与した結果、レビー小体の形成が減少し、ニューロンの脱落が抑制され、このマウスの認知・運動機能の改善が認められました。このような新たなターゲットも注目に値すると思われます。

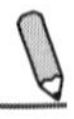

⓫お酒と脳

お酒を飲むとなぜ酔っ払うのでしょう？　実は、アルコールがニューロンにどのように作用して〝酔い〟を生じされているのかについてあまり詳しいことはわかっていないのですが、水にも油にも馴染むことができるアルコールは、脳内へ移行する物質を制限する血液脳関門を容易に通過することが可能であり、ある種の麻酔薬と似た働きをすると考えられています。多くの場合、脳の抑制系が解除されることによって、リラックスする効果がもたらされます。疫学的研究では、循環器系の疾患に対して、適度な飲酒が若干、リスクを下げるというデータがあります。「酒は百薬の長」という言葉は、このようなアルコールの作用のよい面を取り上げています。

一方、過度のアルコールの摂取は、脳を萎縮させることになります。脳イメージング研究により、アルコールの摂取量と脳の萎縮の程度には、正の相関性があることが示されています。また、過去に五年間以上のアルコール乱用や、大量飲酒の経験のある高齢男性では、そのような経験のない男性と比べて、認知症発症の危険度が四・六倍、うつ病の危険度が三・七倍と報告されており、大量の飲酒は、認知症発症のリスクを高めるといえます。

Tips

◆１　**マクロファージ**：マクロファージは、白血球の一種であり、死んだ細胞やその破片、侵入した細菌などの異物を捕食して消化し（貪食）、〝お掃除細胞〟の役割を果たす細胞です。マクロファージの大多数は、血管の中を循環していますが（末梢マクロファージ）、一部が脳の中に侵入してミクログリア（組織常在マクロファージ）となります。

◆２　**卵黄嚢**：卵黄嚢は、爬虫類・鳥類では卵黄を包む膜として発生し、胚に卵黄の栄養を供給する組織ですが、ヒトは胎盤を介して母体から胎児に栄養が供給されますので退化しています。同じ哺乳類でもマウスはちょっと変わっていて、卵黄嚢の膜の中に胎仔が入り込んでいます。卵黄嚢には血管が発達し、その過程で血球系の細胞や免疫細胞が派生します。

◆3 **脆弱X症候群・レット症候群**：脆弱X症候群は、特徴的な顔付き（大きな耳、長い顔など）と、精神遅滞や自閉傾向などの行動異常を示します。染色体検査によってX染色体の端の部分が脆い状態となっていることがわかったことから名付けられました。原因の遺伝子は*FMR1*遺伝子とよばれ、RNA結合タンパク質を規定しており、mRNAの輸送や翻訳の制御にかかわります。レット症候群は、発見者のアンドレアス・レットの名前を冠した精神疾患で、乳児期早期に外界への反応の欠如や筋緊張低下が現れ、やがて、手をヒラヒラさせるような常同運動が特徴的となり、知的障害、てんかんなどを示すこともあります。レット症候群の原因遺伝子は、DNAのメチル化にかかわる*MECP2*遺伝子であることがわかっています。いずれも指定難病であり、現時点では治療法は対症療法のみとなっています。

◆4 **陽電子放出断層撮影（PET）による検査**：陽電子放出断層撮影（PET）は臨床用核医学診断法の一つとして確立された技術であり、陽電子（ポジトロン）を放出する放射性同位元素標識薬剤を投与し、その分布を断層画像として撮影することにより脳や心臓疾患、がんなどの検査・診断に用いられます。陽電子は寿命が短いので、被爆が少なく、生体への負担は最小限ですが、撮影には特殊な装置が必要です。

◆5 **髄液検査**：髄液検査とは、脳脊髄液を採取して、その分析を行う検査です。背骨の間に針を刺し、脊髄腔より五〜一〇ccの脳脊髄液を採取し、そのなかに含まれるタンパク質や糖などの物質の種類や量を測定します。

参考文献

- 大規模脳画像データベース BRAIN CHART
  https://brainchart.shinyapps.io/brainchart/（二〇二三年六月閲覧）
- Bethlehem RAI, et al : Brain charts for the human lifespan. Nature, 604 : 525-533, 2022
- 「スマホ脳」（アンデシュ・ハンセン／著、久山葉子／訳）、新潮社、二〇二〇
- NEWSPICKS：【大問題】なぜ、スマホがあると「脳」は集中できないのか（花谷美枝）
  https://newspicks.com/news/5556584/body/（二〇二三年六月閲覧）

- 『カンデル神経科学 第2版』（宮下保司／監修）、第四八、四九、六二〜六四章、メディカル・サイエンス・インターナショナル、二〇二二
- 『脳からみた自閉症 「障害」と「個性」のあいだ』（大隅典子／著）、講談社、二〇一六
- 『〈自閉症学〉のすすめ オーティズム・スタディーズの時代』（野尻英一、他／編著）、ミネルヴァ書房、二〇一九
- 米国シモンズ財団のASDゲノム変異のデータベース（SFARI GENE）https://gene.sfari.org（二〇二三年六月閲覧）
- 中井信裕、内匠 透：自閉症の分子メカニズム．生化学、九〇：四六二-四七七、二〇一八
- 『HEALTH RULES（ヘルス・ルールズ） 病気のリスクを劇的に下げる健康習慣』（津川友介／著）、集英社、二〇二二

第5章

脳科学研究のいま

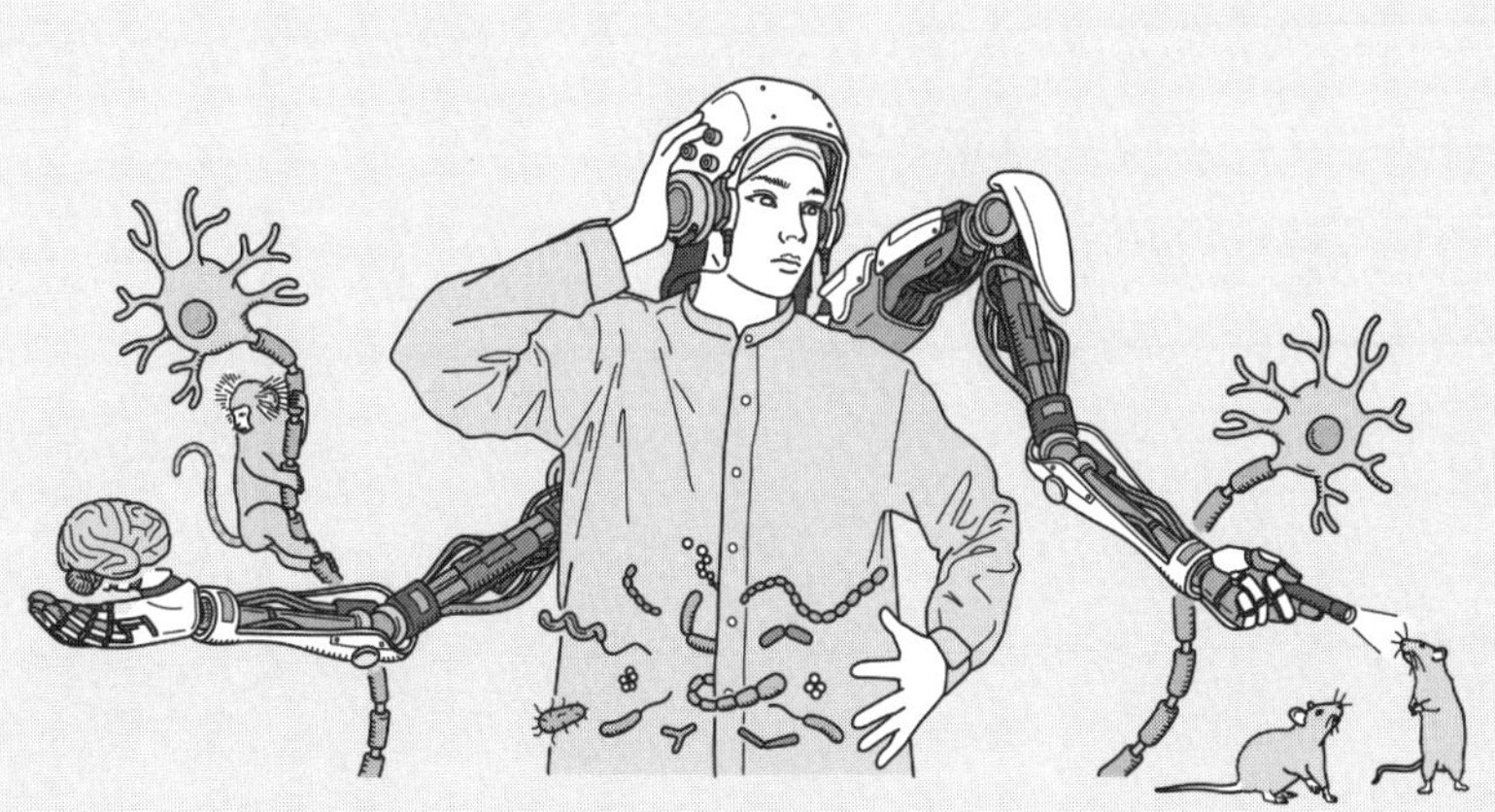

1 光で神経回路を操作する

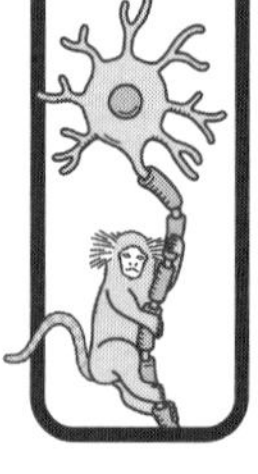

「遺伝学（genetics）」とは、生物の遺伝現象を研究する学術分野です。では、現在の神経科学に新たな光をもたらしたといわれる「光遺伝学（オプトジェネティクス：optogenetics）」とはどんな学問なのでしょう?

この用語をはじめて聞いたとき、筆者個人としてはとても違和感がありました。なぜなら、光遺伝学は「遺伝」そのものを扱っているのではなく、端的にいえば「光によって細胞を操作する技術」を指しているからです。

少し英語の感覚が必要なのですが、例えば「分子生物学（molecular biology）」という用語は、実際には、分子レベルで生命現象を理解する生物学という意味だけでなく、分子を操作する「技術」という意味で使われることもあります。同様に、光遺伝学は、本来の遺伝学的解析方法を意味するのではなく、**遺伝子操作を施した細胞や動物を用いることを表しているのです**。

これまでにお話してきたように、私たちの精緻な脳・神経機能は、外界を認知し、適切な反応を行うだけでなく、無意識レベルでの生理状態の維持や、高度な心の営みの基盤となっています。このような脳・神経機能を理解するため、神経解剖学では特定の神経回路を可視化することを試みました。神経生理学では、神経細胞に電極を刺したり、神経機能を失わせる薬剤を脳や脊髄の局所的に投与することにより、局所の神経機能の必要条件を明らかにしてきました。

しかしながら脳・神経系では、多種類の神経細胞が複雑な神経回路を構築しています。そのため、個々の神経活動変化と脳・神経機能や個体の行動変化の関係を理解することは、きわめて困難でした。電気生理学的手法では、素早い操作は可能であるものの、その対象は限定的です。薬剤の局所投与効果が現れるのには時間がかかるという難点もあります。このようななか、自在にピンポイントで神経機能を操作する技術が必要だと考える研究者がいました。

光で神経細胞を操作する

イギリスのオックスフォード大学のゲロ・ミーゼンベック博士は、遺伝子操作によって特定の神経細胞に発現させた膜タンパク質の活性を光照射で制御することによって、神経細胞の活動が生物個体レベルで果たす機能を解明できるのではないかと考えました。そこで、ハエの視細胞で働く「ロドプシン」などをコードする三つの遺伝子をセットで、ラットの海馬に由来する培養ニューロンに導入し、**光照射によって電気活動を自在に制御できることをは**

じめて実証しました。これは二〇〇二年のことで、後の光遺伝学の幕開けでした。さらに、二〇〇五年には、ATP受容体チャネルがハエのニューロンにおいて、ATP投与によって神経活動を亢進（こうしん）させることを活用し、光刺激によってATPを解離する手法と組み合わせることによって、なんと、**雄のハエの求愛行動を制御する神経ネットワークを解明することに成功したのです！**　しかしながら、ミーゼンベックの技術はやや複雑で効率が悪いものでした。

いまや脳の研究に欠かせない光遺伝学

精神科医であったアメリカのスタンフォード大学のカール・ダイセロスもまた、人間の精神や心を理解するためには、神経科学の新たな技術開発が必須であると考えていました。ミーゼンベックの成功を横目でみながら、より洗練されたツール開発をめざし、ダイセロスは、緑藻類の「チャネルロドプシン（ChR2）◆1」という分子に着目しました。この膜タンパク質は、光刺激に反応してニューロンを活性化する性質があります。そこで、ChR2の遺伝子をウイルスベクターに載せて脳内の特定の領域を狙って導入して、ChR2のタンパク質が働くようにします。そして、LED照射を組み合わせることによって、**脳内の特定の神経細胞を狙い、ミリ秒単位で神経活動を誘導することができたのです**（**図5-1**）。

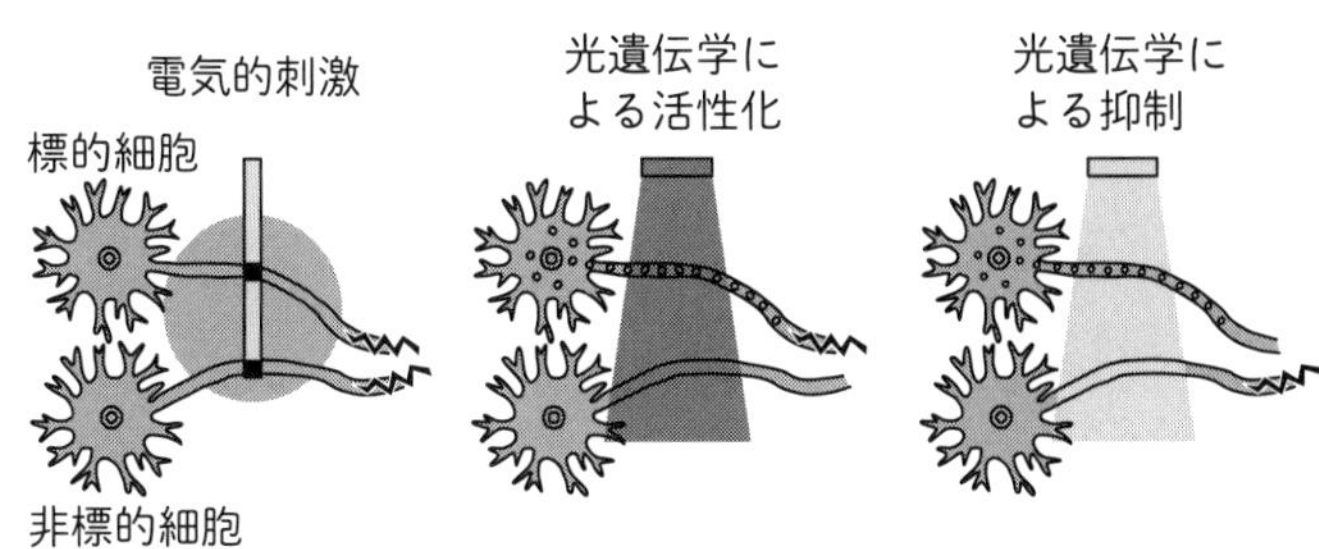

図5-1　光遺伝学によるニューロンの操作

左）電気的刺激では、標的細胞以外の非標的細胞にも刺激が加わってしまう。

中）光遺伝学による活性化では、光操作分子を導入したニューロンでのみ活性化が生じる。

右）光遺伝学による抑制では、抑制性の光操作分子を導入したニューロンにおける活性化が抑制される。

▶ Deisseroth K：Nat Methods, 8：26-29, 2011より引用。

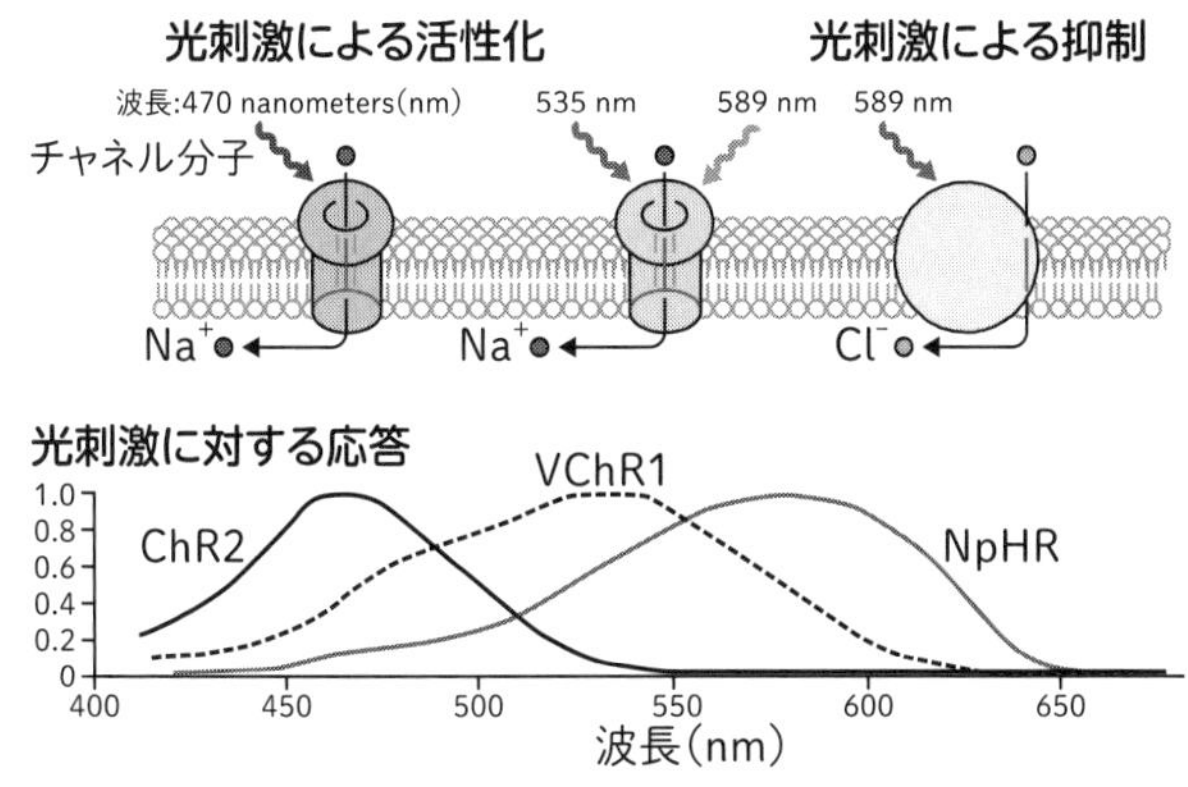

図5-2　光遺伝学に用いられるツール

▶ Deisseroth K：Sci Am, 303：48-55, 2010より引用。

現在、最もよく用いられている光遺伝学のツールは、ニューロンの活性化用としてChR2とVChR1、抑制用としてNpHRという光制御タンパク質です（**図5-1、5-2**）。この精緻な手法により、特定の神経細胞の神経活動を時空間的に自由自在に操作することが可能となり、神経細胞の活動と特定の行動の因果関係を、生きた動物を用いて実証することができるようになりました。つまり、**光遺伝学は特定の神経細胞の機能の必要条件・十分条件を明らかにすることができる革命的な技術なのです**。もはや神経科学分野では、この光遺伝学的な検証無しに神経機能について論じることは不可能な時代となっています。

光遺伝学に至る道

古典力学を完成させたイギリスのアイザック・ニュートンは、「巨人の肩の上に立つ」という言葉を残しています。実際には、これはギリシア神話の盲目の巨人オーリーオーンとその肩に付き従う小人の奴隷に基づき、最初に用いたのも一七世紀のニュートンではなく、一二世紀のフランスの哲学者ベルナルドゥスとのことのようです。ともあれ、**光遺伝学を神経科学者が使いやすいツールの形に完成させて広めたのはダイセロスですが、彼がすべての開発を行ったというわけではありません**。

まず、ドイツのマックス・プランク生化学研究所のディーター・エスターヘルトが今から半世紀前の一九七一年に、光で駆動され水素イオンポンプ活性を示す「バクテリオロドプシン」というタンパク質を発見しました。一方、ドイツのフンボルト大学のペーター・ヘーゲマンは、一九八四年に前述の ChR2 につながるイオンチャネル型の光活性化タンパク質として「チャネルロドプシン」を発見しました。ダイセロスはこの分子を改良し、二〇〇五年に培養海馬ニューロンに発現させ光応答させるシステムを開発して、二〇〇九年にはラットの行動を光で制御することに成功したのです。一方、東北大学（当時）の八尾寛は二〇〇六年に、生きたマウスの海馬神経細胞に ChR2 を発現させ、光強度に応じた活動電位を誘導できることを示しています。

「光遺伝学といえばダイセロス」という定評になった背景は、**まさに彼が光遺伝学という、アピーリングな名前を用いたからです**。実はこれもまた、「化学遺伝学（chemogenetics）」という用語自体はすでに一九九〇年代に存在していました。遺伝子改変によって特定のニューロンに、特定の化学物質が作用するとスイッチとして働く人工受容体の遺伝子を導入するという技術が、実は化学遺伝学とよばれたのです。このように遺伝学の前に特徴を冠する言葉がすでに存在したことで、光遺伝学も人々の間に浸透しやすかったのです。なお化学遺伝学は現在では、さらに人工的な受容体と作動薬の組み合わせを用いたＤＲＥＡＤＤ（ドレッドと発音、designer receptors exclusively activated by designer drugs）という技術として非常に発展しています。

重要なことなのでくり返しますが、現代の神経科学研究において、「光遺伝学」はもはや必須のツールです。光遺伝学の応用により、**生きたままの動物において神経活動の操作を行うことが可能となり、記憶・学習、不安・恐怖、報酬・快楽などの神経基盤が齧歯類モデルにおいて次々と明らかになってきました**。ダイセロス自身は精神科医であり、そもそも、うつ病、不安症、統合失調症などの精神疾患の病態理解のために、関係する脳の中の神経回路を解明したいという願いが根本にあるのです。光遺伝学を用いることにより、中枢神経作動薬の標的探索において創薬のための新たなアプローチが可能になりつつあるといえるでしょう。また、東北大学医学研究科の片桐秀樹らは、糖尿病のモデルマウスを用い、迷走神経を光遺伝学で活性化することによって、糖尿病を治療できる可能性について検討しています。さらに光遺伝学では、神経細胞の電気的活動のみならず、他の種類の細胞の遺伝子発現や細胞内シグナルをも人為的にコントロールできるため、その応用技術は医学・生命科学研究へ広く浸透しつつあるといえます。

このような歴史を踏まえ、ちょうど、二〇二三年のジャパンプライズ（日本国際賞）は、「遺伝子操作可能な光感受性膜タンパク質を用いた神経回路の機能を解明する技術の開発」を対象とし、ミーゼンベックとダイセロスの2名に与えられることになりました。ダイセロスは多数の科学賞を受賞していますが、ミーゼンベックとの組み合わせは今回、はじめてのこととなりました。

2 脳のシワはどうやってできる？

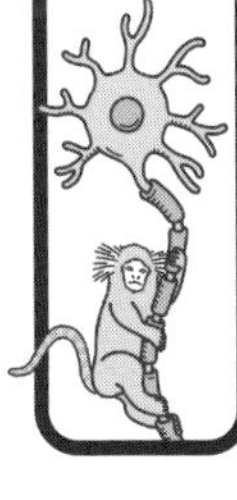

そもそもなぜ脳にシワがある？

ヒトの脳には多数のシワがありますね。**このシワは、大きな脳を限られた容積の頭蓋に収めるために必要です。**実際、ヒトの大脳皮質を広げると千六百～二千平方センチメートルにもなることがわかっています。これは、**頭蓋骨の内側の表面積の約三倍です。**しかも、第1章でお話ししたように、大脳のシワはランダムに生じているのではありません。では、いったい、どのようにして脳にシワができるのでしょう？

マウスの脳にはシワがない！

そもそも、いろいろな哺乳類の種を見渡すと、**大脳表面にシワのある動物とそうでない動物がいます**（**図5-3**）。例えば、霊長類や鯨類などの脳にはシワがありますが、マウスやラット、モルモットの脳にはシワはありません。基本的には、大きな脳をもち、高度な機能をもつ動物の方が、シワをもつ傾向はあります。でも、小型霊長類のコモンマーモセットの

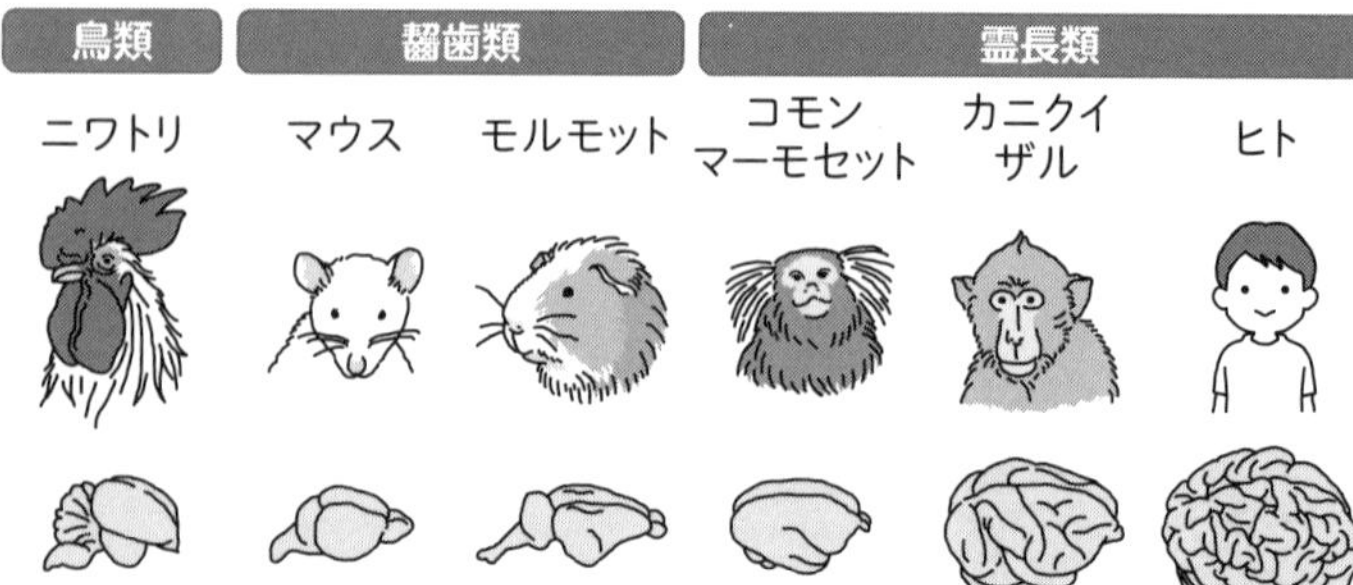

図5-3　種々の動物の脳のシワ

脳にはシワがなく、一方、イタチ科のフェレットの脳にはシワがあります。

ヒトでは、「滑脳症（かつのうしょう）」といって、脳にシワがなく、表面がつるっとしている先天的な疾患があります。新生児一万五千人に1人の割合で発症し、臨床的には重度の精神・運動・発達遅滞や、てんかん発作などを示します。滑脳症の患者と健常者の間で異なる遺伝子があれば、脳のシワのでき方に関係するかもしれません。実際に、滑脳症の遺伝子解析から、一九九三年に17番染色体上にある *LIS1* という遺伝子が関係する可能性が浮かび上がりました。

LIS1 という遺伝子がコードしていたのは、「血小板活性化因子アセチルヒドロラーゼ（PAF-AH）」という名前の酵素タンパク質のβサブユニットの部分でした（このため、ヒトの *LIS1* という遺伝子は *PAFAH1B1* という名前でよばれることもあります）。血小板に関係する分子が本当に脳に関係するのでしょうか？　でも、この分子機能がわかれば、脳のシワの仕組みがわかるかも？　そこで、研究者たちはマウスを用いて検証してみることにしました。

一九九八年にアメリカの国立衛生研究所に留学中だった広常真治（現大阪公立大学教授）らは、マウスの *Pafah1b1*（※）遺伝子に人工的に変異を入れた遺伝子改変動物を作製しました。二つある *Pafah1b1* 遺伝子が両方とも変異しているマウス（ホモ接合個体）では、胚発生の初期に致死となりましたが、*Pafah1b1* 遺伝子の片方のみ変異をもつマウスでは、ニューロンの移動が異常となり、大脳皮質、海馬、嗅球などに組織構築の異常が生じました。つまり、**マウスにおいて *Pafah1b1* 遺伝子の異常が脳構築の異常を引き起こすことが証明されたのです**。

でも、そもそもマウスは「滑脳症」状態であることが普通です。逆に、マウスの脳にシワを生じさせることができれば、そのメカニズムは脳のシワを理解する手立てになるかもしれません！

問 マウスの脳にシワはつくれる？

そこで、ドイツのマックス・プランク分子細胞生物学・遺伝学研究所所長のウィーランド・フットナーのグループは、同じくマックス・プランク進化人類学研究所所長のスヴァン

※…生命科学のお作法として、ヒトの遺伝子名はすべて大文字で表しますが、マウスでは頭文字のみ大文字にすることが一般的です。

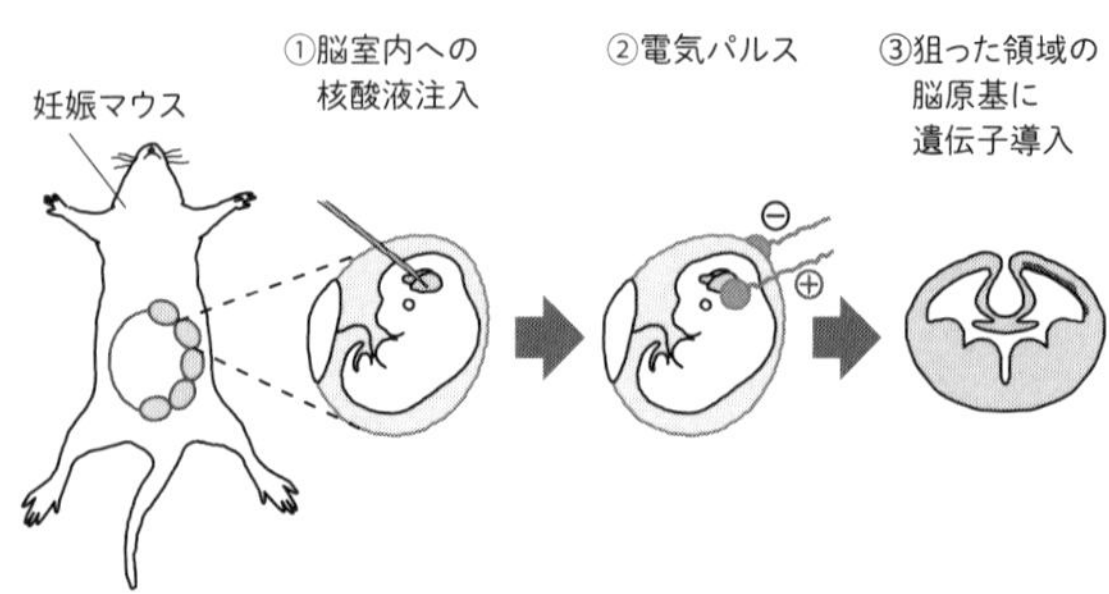

図5-4　子宮内電気穿孔法

テ・ペーボとの共同研究を開始しました。まず、ヒトの大脳皮質形成過程において第3章でお話しした神経幹細胞で働き、マウスでは働いていない遺伝子を探求します。そのような五六個のヒト大脳皮質神経幹細胞〝特異的〟遺伝子の一つに、*ARHGAP11B*という名前の遺伝子があり、この遺伝子に着目しました。この遺伝子は細胞内シグナル伝達系にかかわるタンパク質をコードしています。

この*ARHGAP11B*遺伝子は、多くの動物種がもっている*ARHGAP11A*遺伝子が、進化の過程で部分的に〝重複〟することによって生じたと考えられます。約五百万年前、霊長類のなかでチンパンジーに至る系統とヒトに至る系統が分岐した後に、この遺伝子重複は起こったと推測され、さらに一五〇〜五〇万年前までの間に、一箇所の変異を生じていたので、ヒト特異的であると考えられたのです。

フットナーたちはマウスの発生途中の脳原基に、この遺伝子を導入してみることにしました。「子宮内電気穿孔法(せんこう)◆2」という手法（**図5-4**）により、*ARHGAP11B*遺伝子を導入して働かせる

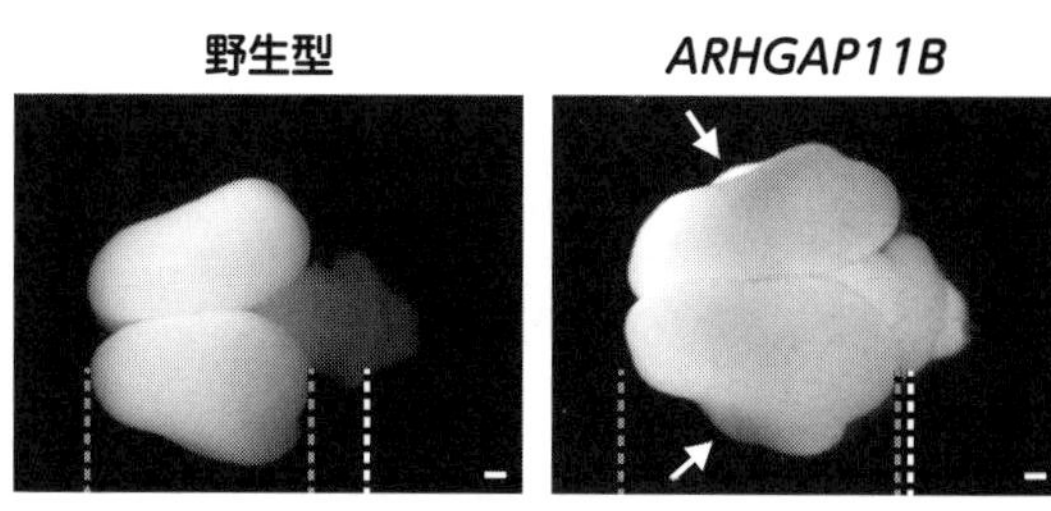

図5-5　*ARHGAP11B*遺伝子の導入によりマーモセット脳にシワができた

野生型および*ARHGAP11B*導入マーモセットの胎仔脳を頭頂方向からみたところ（胎生101日齢）．灰破線；大脳皮質の境界線．白破線；小脳の位置．矢印；本来ないはずの脳の凹凸，スケールバー＝1 mm．（発表論文内の図を改変）

▶ヒト特異的な遺伝子を霊長類コモンマーモセットに発現させると、脳が拡大して脳のシワが作られた―ヒト大脳新皮質の進化過程を解き明かす―（https://www.keio.ac.jp/ja/press-releases/files/2020/6/25/200625-1.pdf）より引用。

と、予想通り、大脳皮質神経幹細胞（放射状グリア）の増殖が増加し、ニューロンの産生が増大して、**本来、滑脳であるマウスの脳が凸凹となって、シワをつくることに成功しました！** *ARHGAP11B*遺伝子の同定が二〇一〇年、マウスの脳に実際にシワをつくったのが二〇一五年のことになります。

さらに、二〇二〇年には、フットナーのグループは慶應大学医学部教授の岡野栄之、実験動物中央研究所の佐々木えりか部長らと国際共同研究を行い、小型霊長類のマーモセットを用いた検証実験を行いました。この研究では、マーモセットの受精卵に*ARHGAP11B*遺伝子を導入して発生させました。すると、**マーモセット脳では本来シワが存在しないはずの場所にも脳の凹凸が出現したのです**（**図5-5**）。この研究成果はアメリカのサイエンス誌に発表されました。

シワの構築に関して、物理的な作用に着目した研究もなされています。大脳皮質の中で異なる領域の間に神経回路が構築されることによって、組織同士を引き合う微小な張力が生じ、これが脳のシワを生み出すのではないか、という仮説について、コンピュータ・シミュレーションなどを用いて解析が進みつつあります。

脳解剖実習では、脳のシワが一見、同じようにみえつつも、その深さや位置に個人差があることを学びます。近年の脳イメージング研究の進展により、自閉スペクトラム症の人では、一部の脳溝がより深かったり、位置がずれていたりすることがあると報告されています。統合失調症の場合には、全体的に脳のシワが少なかったり浅かったりするという研究データもあります。このようなシワの異常は、正常な神経回路構築からの逸脱によるものであることを示している可能性があり、今後、こころの病の診断や治療への応用も期待されています。

3 ヒトの大脳皮質はどのようにして“ハイスペック”になったのか？

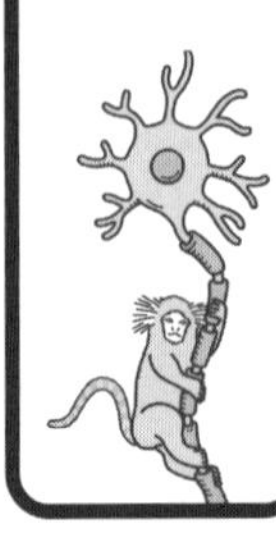

高次機能を営む脳はコンピュータに例えられることがよくあります。ハイスペックなコン

ピュータは、大容量のメモリを搭載するとともに、処理速度が素早い必要があります。ヒトの大脳皮質は、どのようにして〝ハイスペック〟になったのでしょうか？

脳の容量

まず、容量について考えてみましょう。脊椎動物の進化の過程で、さまざまな種はそれぞれ独特な方向に脳の形態が変わっていきました。例えば、鳥類では視覚と直結した中脳が大脳より大きくなっていきました。一方、哺乳類は大脳が大きくなる方向に進化していきました。一般的に、脳の大きさは体が大きい動物の方が大きくなっています。体を動かすのに、より大容量のメモリが必要であることは容易に想像できます。妊娠期間が長く、その間に非対称分裂によって、神経幹細胞（前駆細胞）からニューロンが生みだされる期間が長くなれば、それだけ多数のニューロンが産生されることになります。例えば、もし神経前駆細胞の分裂がたった七回多くなれば、マウスに比してヒトの大脳の表面積全体が千倍も大きいことを説明できます。

ところが、**私たちヒトを含む霊長類は、体のサイズに対して相対的に、より大きな脳をもっています**（第2章図2-4参照）。特に大脳皮質が巨大化していることが霊長類の脳の特徴です。この背景としては、第3章でお話したインサイドアウトの構築メカニズムが重要な

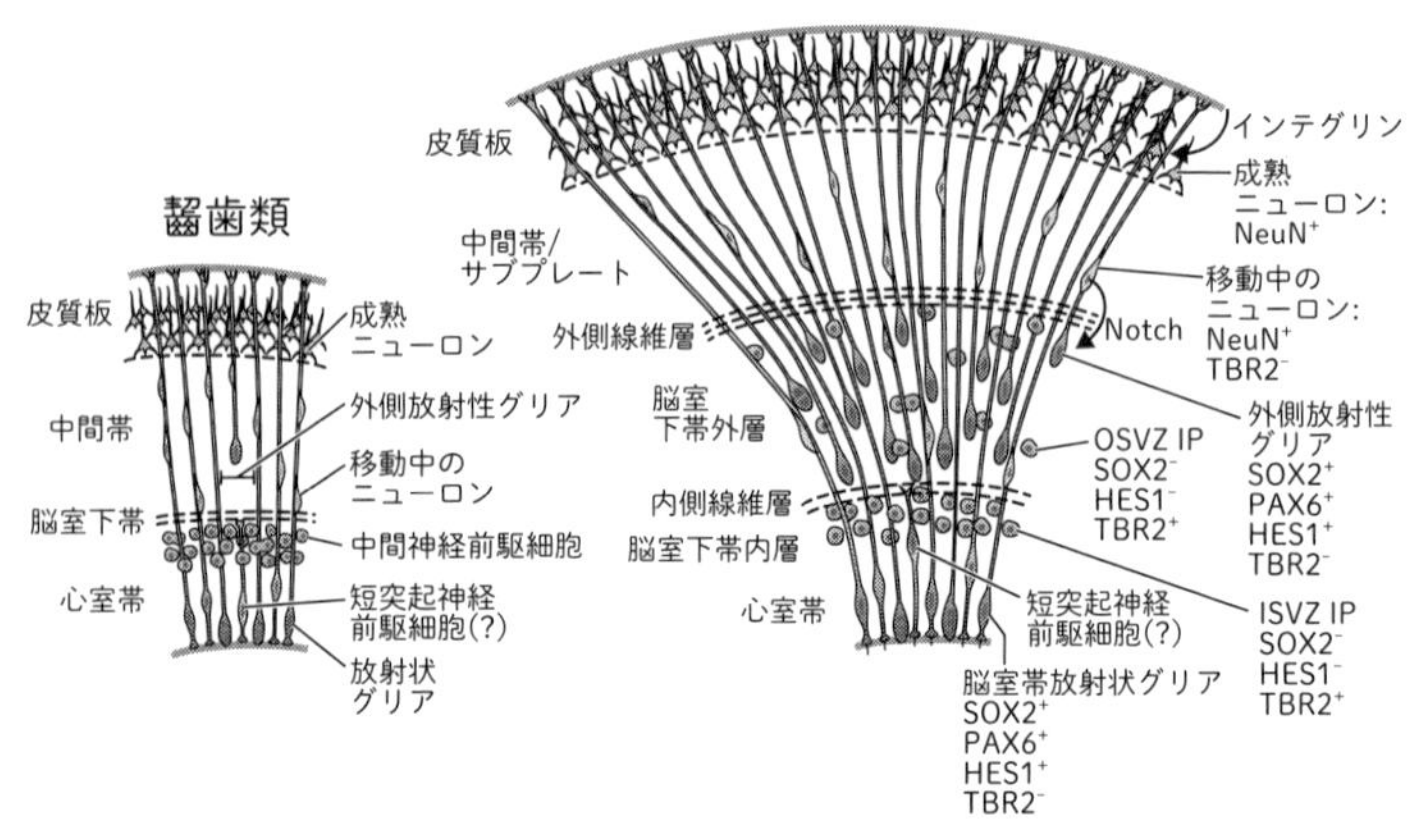

図5-6　ヒト脳の拡大に関わった第2の増殖帯

OSVZ IP：脳室下帯外層の中間神経前駆細胞、ISVZ IP：脳室下帯内層の中間神経前駆細胞。
▶ Lui JH, et al：Cell, 146：18-36, 2011より引用。

ポイントとなります。

もういちどおさらいすると、インサイドアウトの大脳皮質構築とは、発生の過程で早く生まれたニューロンが脳の深いところに位置し、遅生まれのニューロンが、早生まれのニューロンの位置を追い越して脳の表面側に移動することにより、脳の内側（インサイド）から外側（アウト）に向けて進んでいくという仕組みです。このことによって、哺乳類の大脳皮質は、〝外側がより広く〟なることが可能になったのです。

さらに、霊長類のような莫大な数のニューロンを産生するうえで、脳室側に位置する増殖層（脳室帯）に加えて、新たな増殖層が出現しました（**図5-6**）。この層は、「脳室下帯外層（outer subventricular zone：OSVZ）」とよばれています。この第二の増殖帯にも多数の放射状グリア（基底側放射状グリアともよばれます）が存在し、長い突起を脳の表面側に伸ばしています。基底側放射状グリアもまた神経幹細胞（厳密にいえば、神経前駆細胞）としてニューロンを生み出し、新たに生まれたニューロンは基底側放射状グリアの突起を伝って脳の表層に向かって移動します。第二の増殖帯にはもう一種、長い突起をもたないタイプの神経幹細胞も存在しています。このタイプは基底側中間前駆細胞〔basal intermediate progenitors/bIPs や短突起神経前駆細胞（short neural precursors：ＳＮＰ）〕とよばれます。

脳の進化の過程で、どのような神経発生プログラムの変化が生じて基底側放射状グリアや基底側中間前駆細胞が生まれ、第二の増殖帯が形成されて、莫大なニューロンが産生されるようになったのかについては、まだよくわかっていません。しかしながら、このような第二の増殖帯の神経幹細胞からは多数の浅層ニューロンが産生されます。遅生まれの浅層ニューロンが左右の大脳半球同士の投射や、局所的なネットワーク形成にかかわっていることを踏まえると、脳室下帯外層という第二の増殖帯の出現が、結果として高度な脳機能を営むうえで必須であったことは間違いないといえるでしょう。前述のヒト特異的な遺伝子 *ARHGAP11B* や、この後取り上げる *TKTL1* という遺伝子の導入によって増加したのは、この基底側放射状グリアという細胞集団でした。

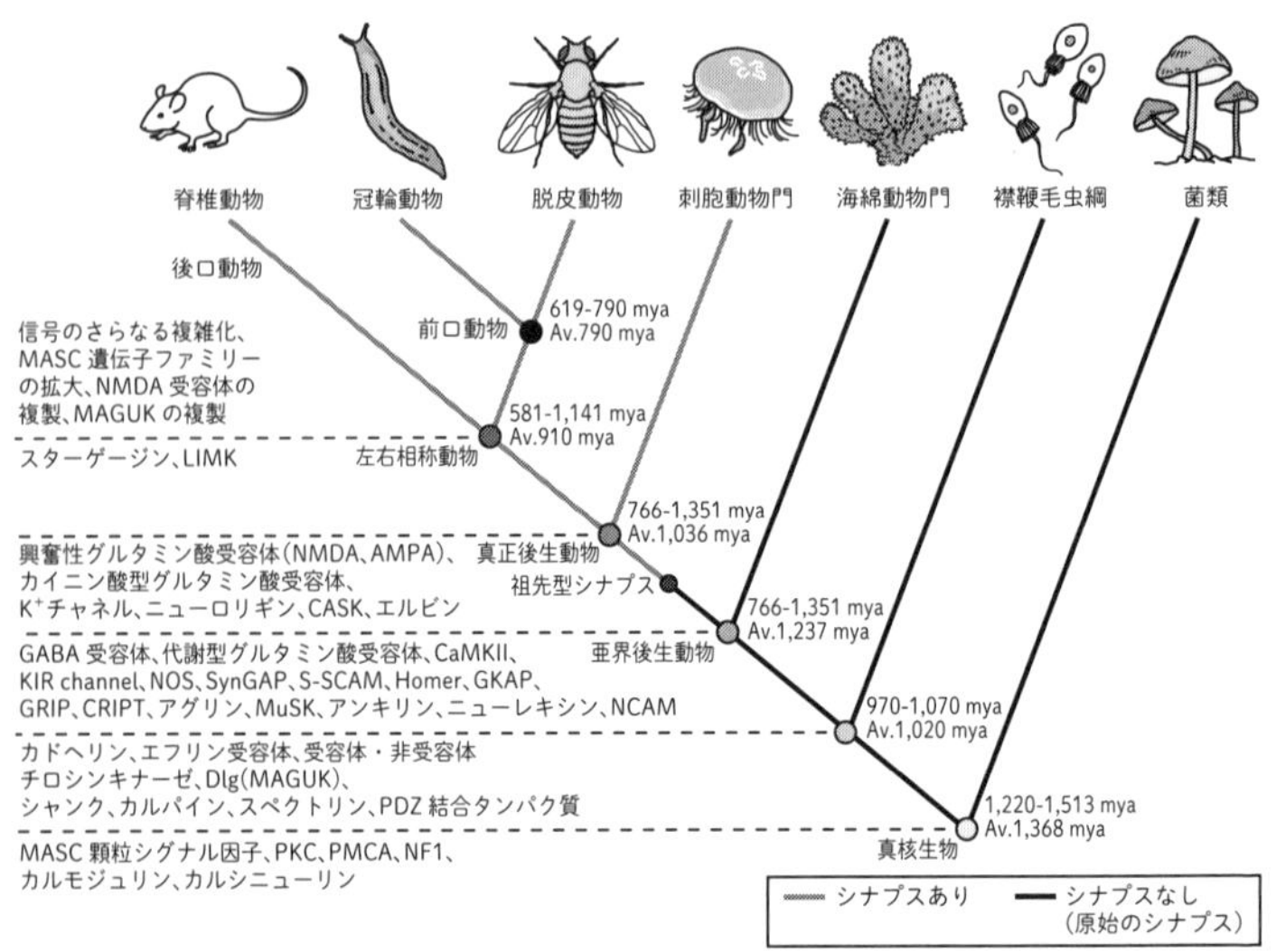

図 5-7　シナプス分子の進化

▶ Ryan TJ & Grant SG：Nat Rev Neurosci, 10：701-712, 2009 をもとに作成。

アストロサイトの重要性

次に、神経活動における処理速度について考えてみましょう。ニューロンの神経伝達速度の変化に関しての進化的考察として、まずシナプス分子の変化をみてみましょう。原始的な神経系でも、シナプス分子は存在しますが、脊椎動物ではより多種類のシナプス分子が存在しています（**図 5-7**）。ハイスペック化するのに強固なシナプスを形成し、神経伝達をより確実にすることが必須であったことがわかります。逆にいえば、このようなシナプス分子の不具合は、脳の働きを損ねてしまいます。自閉スペクトラム症や統合失調症などにかかわる分子として、シナプス分子があげられますが、素早い神経伝達のうえでこれらの分子はきわめて重要であることは間違いありません。

実はさらに重要なこととして、グリア細胞の存在があります。**マウスとサルとヒトのアストロサイトを比較すると、突起の発達のしかたが大きく異なることがわかりました。**ヒトのアストロサイトは、マウスよりも直径で二・五五倍、全体の体積として二七倍も大きいのです。さらにかかわるシナプスの数は、マウスでは九万個に対して、ヒトでは二〇〇万個にのぼると見積もられています。またヒトの脳全体に存在するプロトタイプのアストロサイトは、皮質灰白質全体にわたり三次元的に〝タイリング（タイルのように敷き詰められること）〟しています。このような構造自体が効率的な神経伝達の基盤となっていると考えられるのです。

そこで、アメリカのマイケン・ネーダーガードらは、幼弱なマウスの脳にヒトのアストロサイトの前駆細胞を移植し、そのマウスの行動の様子を調べました。**すると、ヒト由来のアストロサイトが含まれる脳をもつマウスは、なんと行動のパフォーマンスが上がったのです！**　第2章でお話ししましたがアストロサイトはニューロンとともに三者間シナプスを形成しているので、神経伝達におけるアストロサイトの重要性がうかがわれます。

さらに最近、ヒトおよび霊長類には、特異的な三種のアストロサイトがあることがわかりました。まず、「層間アストロサイト」は第Ⅰ層に位置し、第Ⅰ層から下方に伸びる突起が第Ⅳ層で終止しています。次に、「極性アストロサイト」は、第Ⅴ層または第Ⅵ層に存在し、一ミリメートル程度の長さの突起を上方に送っています。三つ目の「静脈投射型アストロサイト」は、ヒトに特異的と考えられており、第V層または第VI層に位置し、等間隔で脳内血管の〝瘤(こぶ)〟を抱え込む、非常に長い突起が特徴です。三種のアストロサイトは皆、細胞質同士がつながることができるため、おそらく、異なる層で機能的に関連したドメイン間を橋渡しし、皮質層を越えた長距離の神経伝達の代替経路として機能するのではないかと考えられています。ヒト脳はスパコンと比して演算処理が並列で、非常に速いことが知られていますが、もしかするとアストロサイトの関与があるのかもしれません。また、第2章で述べたように、アインシュタインの脳ではグリア細胞の割合が多かったことは、このようなアストロサイトの機能が天才の高次脳機能を支えていたのかもしれませんね。

ネアンデルタール人の脳と比べてみると？

「どのようにヒト型の脳ができあがったのか?」という問題に対して、遺伝学からのアプローチもあります。ヒト特異的な遺伝子である*ARHGAP11B*を同定した前述のペーボは、ネアンデルタール人などの、化石となった古代人のゲノム解析のパイオニアです。貴重な化石を砕いてDNAを抽出するとは、なんとも大胆な発想です。しかも、何万年も前の試料では、DNAが完全な形で残っているという保証はありません。

ともあれ、二〇〇六年からペーボは古代ゲノム解読プロジェクトを開始し、二〇一〇年にネアンデルタール人の全ゲノムの大まかな配列を決定して、サイエンス誌に発表して注目を集めました。ネアンデルタール人のゲノムを現生人類（ホモ・サピエンス）と比較してみると、**アフリカ大陸の外に住んでいるサピエンスのゲノムの一～四%が、ネアンデルタール人と共通であることがわかりました**。約五万年前には、ネアンデルタール人はサピエンスと隣り合って暮らしていた痕跡があることから、ペーボは「ネアンデルタール人とサピエンスは交配し、サピエンスのゲノムの一部はネアンデルタール人由来である」と主張しています。一方、現在では、それ以前に、すでにネアンデルタール人のゲノムに、いわば逆向きに、サピエンスのゲノムが入り込んでいたという研究報告もなされています。

これまで、化石となった頭蓋骨から推定することによって、脳の容積はネアンデルタール人の方がサピエンスより一〇〇ｃｃほど大きいとされてきましたが、最近の研究では小脳部分がサピエンスより小さい、あるいは脳全体の大きさはあまり変わらない、という報告もあります。ともあれ、脳は軟組織で化石として残らないため、私たちが直接、ネアンデルタール人の脳の細胞構築などを知る手がかりはありません。そこで、ペーボはネアンデルタール人とサピエンスのゲノムをより具体的に比較することによって、どのような遺伝子がサピエンスに特徴的であるかを情報科学的に解析しました。

違いの鍵となる遺伝子の証明

ここでペーボが着目したのは *TKTL1* という名前の遺伝子です。この遺伝子は、「トランスケトラーゼ」というケトン体を輸送し、脂質代謝にかかわる酵素のタンパク質の情報を担っているのですが、タンパク質を規定する部分（コード領域）の中に、**ネアンデルタール人のような古代人類とサピエンスとで異なるDNA配列がありました。**彼らは、「リシン」というアミノ酸が「アルギニン」という別のアミノ酸に置換していることに着目しました。アミノ酸の種類が異なることにより、タンパク質の性質が変わりうるからです。また、データベースサーチにより、この分子がヒト胎児脳で働いているという証拠もありました。さて、ではどうやったら、サピエンス型の *TKTL1* 遺伝子がネアンデルタール型のものと機能が異なることを証明できるのでしょうか？

そこで、ペーボは前述のフットナーとさらに共同研究を行うことにしました。このサピエンス型とネアンデルタール型の *TKTL1* 遺伝子の性質の違いを、種々の「実験発生学的」手法によって解明することができると期待したのです。

フットナーのチームが用いたテクニックは、①発生途中のマウスやフェレット（イタチの仲間）の脳原基に遺伝子を過剰導入する、②ヒト胎児大脳新皮質由来の組織を培養して遺伝子の機能を欠損させる、さらに③ゲノム編集した幹細胞を用いて〝ミニ脳〟を作製させる、という最先端のものでした。現在の生命科学研究では、このように多様なテクノロジーを組み合わせて証明することが必須となっています。

では、順に各テクニックを具体的に説明しましょう。

① *TKTL1* を過剰導入する実験

マウスの脳では *TKTL1* 遺伝子は働いていません。そこで、フットナーたちは、マウスの脳原基にホモ・サピエンス型の *TKTL1* 遺伝子を導入し、強制的に働かせてみました。すると、**脳室帯の外側の層で基底側放射状グリア型の細胞が増加し、さらに浅層ニューロンが増加したのです！**　しかも、この効果は、ネアンデルタール型の *TKTL1* 遺伝子ではみられませんでした。フットナーたちは同じ実験について、フェレットも用いて行ない、同様の結果を得ました。長い突起をもった基底側放射状グリアは非対称分裂を行い、結果として多数のニューロンを産生することができる重要な細胞種です。この実験でサピエンス型の *TKTL1* 遺伝子がニューロン新生をさかんにする効果があるという「十分条件」が得られたことになります。

②ヒト胎児の脳組織を用いた実験

次にフットナーたちは、八〜一四週のヒト胎児の脳組織を用いて、「必要条件」について調べました。このような実験は妊娠中絶の際に得られる胎児を用いるために、生命倫理的な問題があります。したがって、研究者の所属機関の倫理委員会の承認を得ることが必要であり、中絶を行う予定の方に、「インフォームドコンセント」とよばれる同意を取って行われます。神経発生途中のヒト胎児脳組織に対して、二〇二〇年のノーベル化学賞受賞対象となった最先端技術の「CRISPR/Cas9によるゲノム編集」を用いて*TKTL1*遺伝子を〝ノックアウト〟したところ、**予想通り基底側放射状グリアの数が激減しました**。

③ミニ脳を作製する実験

さらにダメ押しとして、フットナーたちはヒトの胚性幹細胞（ES細胞）を用いて、培養皿の上でミニチュアの脳である「脳オルガノイド」を作製する実験系により再度「必要条件」を検証しました。この数ミリの米粒程度の〝ミニ脳〟の中には、**増殖帯や皮質板に相当する組織が再現されるのです**。まず、ヒトES細胞のなかで、*TKTL1*遺伝子をサピエンス型からネアンデルタール型に改変します。このES細胞から脳オルガノイドを作製すると、**基底側放射状グリアの数やニューロンの数が少なくなっていました**。

トランスケトラーゼとして働く*TKTL1*遺伝子が、どのように基底側放射状グリアの増加につながるのかについては、まだ十分に解明できたわけではありませんが、ペーボとフッ

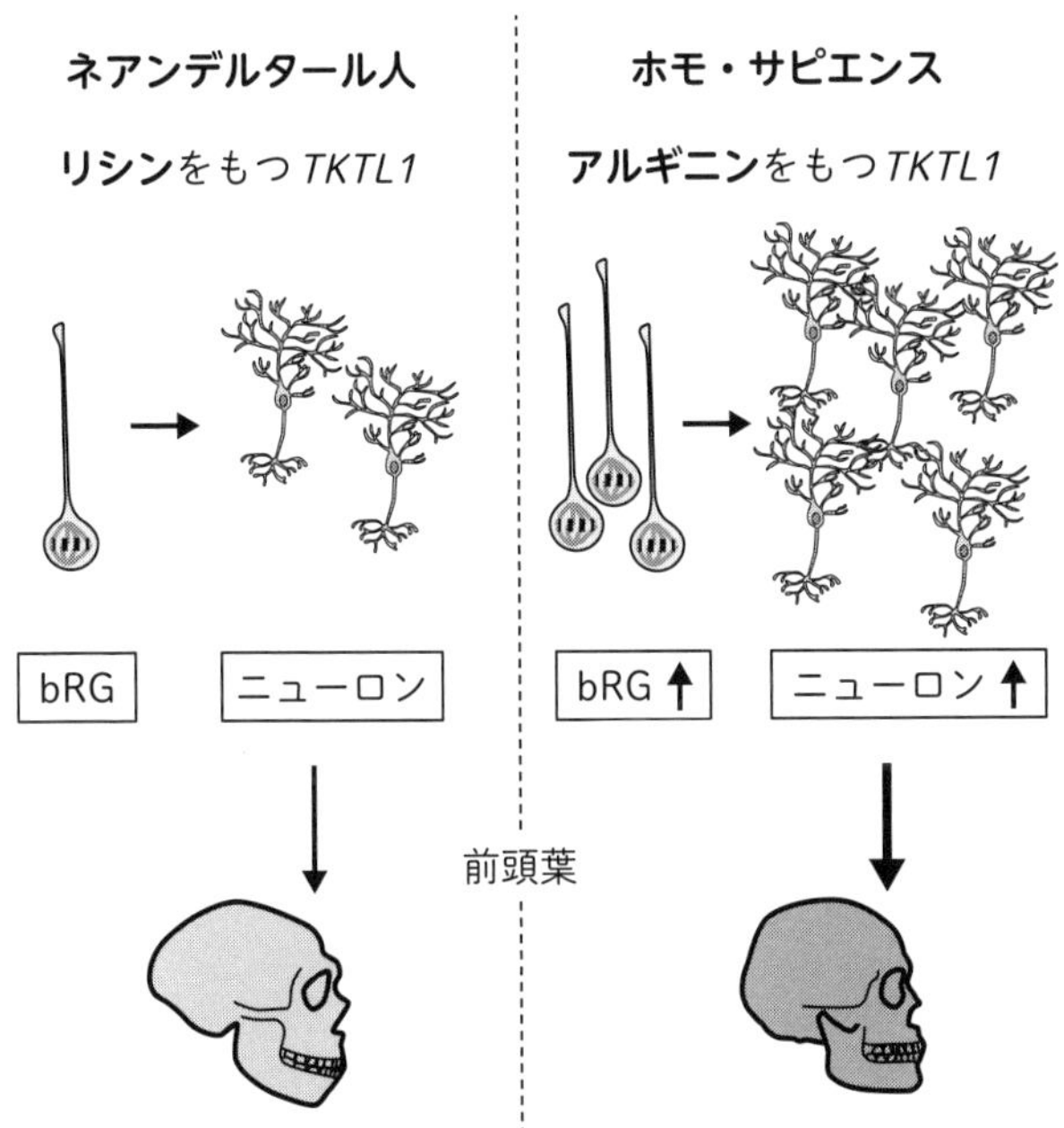

図5-8　ヒト型の脳にとって重要な*TKTL1*遺伝子の作用

ネアンデルタール人に比してホモ・サピエンスでは、*TKTL1*遺伝子の変異により、*TKTL1*タンパク質のリシンがアルギニンに置換されることによってタンパク質の機能が異なり、基底側放射状グリア（bRG）が増加して、より多くのニューロンが産生され、このことが大きな前頭葉を有するサピエンス型の脳の進化につながったと考えられる。

▶Pinson A, et al：Science, 377：eabl6422, 2022より引用。

トナーは細胞内の代謝経路への影響ではないかと考えています。すでに第2章で指摘したように、長い突起をもち、リン脂質から成る細胞膜が大量に必要な放射状グリアにとって、ペントースリン酸経路を介して、脂肪酸代謝が変化することは進化的に重要であったと想像するに難くありません。

彼らはさらに、ヒト胎児脳において *TKTL1* 遺伝子の働きがニューロン新生の過程で強くなり、**特にそれは後頭葉よりもヒトの知性の象徴と目されている前頭葉で強いというデータも示しました（図5-8）**。脳の発生発達において、後頭葉の方が早く成熟するのに対して、前頭葉の発生発達はゆっくりとしているということがわかっていますが、種々の遺伝的プログラムが前頭葉を拡大させることに働いていると考えられます。

実はこの研究は、二〇二二年の九月九日にサイエンス誌に出たばかりです。そして、なんと、この研究の共同研究者であるペーボは、本書を執筆している間に、「絶滅した人類のゲノムと人類の進化に関する発見」に関して、二〇二二年のノーベル生理学医学賞を受賞したのでした！　これからの展開がさらに楽しみです♫

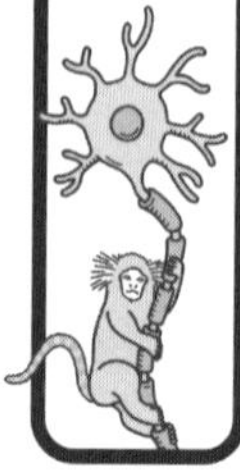

脳にも免疫系の細胞が含まれるということについて第2章、第4章でお話しました。免疫系のマクロファージという細胞の親戚で、脳の中に定着している集団がミクログリアです。ミクログリアは脳の中で炎症が生じていたら、その場に駆けつけて火消しをするのが仕事ですが、最近では、脳の恒常的なメンテナンスとして、また神経発達過程において、シナプス刈り込みにもかかわることをお伝えしました。つまり、脳が構築されるときにもミクログリアは重要な働きをしています。

腸は独立王国？

ところで「脳と腸が相関する」ことはご存知でしょうか？ 大事な試験の朝に、お腹が痛くなったりした経験のある方は、それなりにいますよね？ このような症状は「過敏性腸症候群」とよばれます。ウイルス感染などで腸に炎症が起きたような場合ではなくても、ストレスに反応し、腸の蠕動運動が異常に亢進してしまうことがあるのです。**これは、脳がストレスを感知し、反応することによって生じます**。

第2章で紹介しましたが、進化を振り返ると、まだ、脳とい

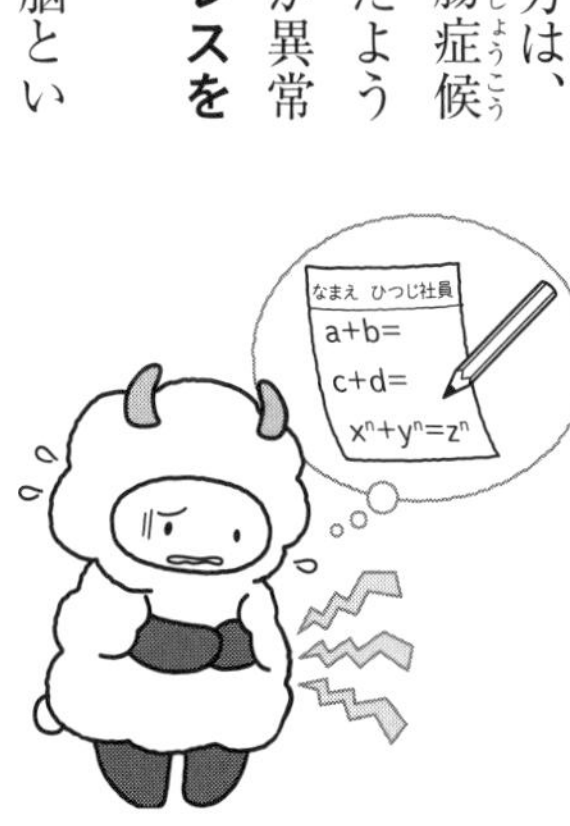

う構造をもっていないヒドラのような生物は、消化器として働く内側の細胞層と、外界と隔てるための外側の細胞層の二層構造になっています。外側の細胞層の一部は「触手」とよばれる構造として、食べ物を捉えると同時にセンサーを兼ねています。**極端にいえば、ヒドラは腸と口と触手から出来ているのです**。腸の中に食物が入ってくると、腸の中にもセンサー細胞があり、どんな化学物質なのかを感知します。センサー細胞は一種のホルモンを分泌し、周囲の細胞に食べ物が入ったことを知らせ、消化機能を促します。立派な神経系をもたなくても、ヒドラが困ることはありません。

私たちの体の腸も、基本的には脳とは独立に、蠕動運動を行い、消化管ホルモンを分泌して、摂取した食べ物を分解して、栄養を吸収し、血管系を介して全身に分配することができます。これらは脳からの司令を受けて行っているわけではありません。一方、食物の中に含まれていた細菌やウイルスなどが腸の細胞に感染すると、それを感知して、防御反応が生じます。結果として、なるべく速く有害な微生物やその毒素などを排出するために、腸は活発な蠕動運動を行います。つまり、ヒトの腸は、ある程度は独立王国として機能していますが、危険を察知すると蠕動運動を活発化させて下痢を生じさせるだけでなく、脳に危険を知らせて吐き気を催させ嘔吐させることも可能です。このような反応は、迷走神経と呼ばれる末梢神経が、腸から脳を繋いでいるために起こります。

腸内細菌は肥満に関与する

腸の中にはたくさんの細菌が棲み着いています。最初に細菌を発見したのは、顕微鏡を開発したあの、オランダのアントニ・ファン・レーウェンフックです。おもに大腸に存在する細菌全体のことを「腸内細菌叢（腸内フローラ）」とよびますが、その総量としては、重さにして約一〜一・五キログラム、種類なら約一〇〇〇種、数でいえば六〇〇〜一〇〇〇兆個もあると見積もられているので、**人間の体の細胞、約三七兆個よりも、寄生している腸内細菌の数の方がはるかに多いことになります。むしろ、私たちは腸内細菌と〝共生〟しているといえます**。これらの腸内細菌たちは、ヒトの健康維持にとって必要な存在なのです。そのため、ゲノム解析などにも用いられている「次世代シーケンサー◆3」技術を用いて、糞便中に含まれる腸内細菌の種類や割合を調べるという研究が、今、とてもホットな研究分野になりつつあります。

腸内細菌叢の研究を推し進めることとなった、重要な研究テクニックは、無菌動物を用いた技術です。「ノトバイオート（gnotobiote）」とよばれ、gno（＝know）と biota（生物相）を合わせた言葉がもとになっています。すなわち、ある動物に生存するすべての生物が明らかであるという意味です。この技術へのチャレンジはルイ・パスツールの時代まで遡ることができます。パスツールが行った煮沸により無菌に近い状態をつくる実験により、「生物は無からは生まれない」ことが明らかになりました。ただし、現代的な意味で実験的に「無菌状態」をつくり出すのには二〇世紀後半までかかりました。ここでは、ノトバイオート技術を確立し、研究領域を牽引（けんいん）してきたアメリカのワシントン大学セントルイス校のジェフリー・ゴードンの研究を軸に紹介しましょう。

■腸内細菌と腸の細胞

ゴードンは、もともとは小腸の上皮細胞の発生分化や脂質栄養について研究していました。腸内細菌の影響を受けない条件では、腸の細胞の分化がどのようになるかを調べるために、ゴードンは「無菌マウス」を利用することにしました。無菌マウス作製は、帝王切開で取り出した仔マウスを、無菌状態で飼育した仮親マウスに里子に出すことによって行われます（より厳密に行うため、無菌状態で凍結した受精卵を無菌マウスの子宮に移植するという方法もありますが、手間がかかります）。ゴードンは、このような無菌マウスの小腸を調べたところ、腸の上皮細胞に異常があることを見出し、**腸の細胞の正常な分化のためには、腸内細菌との相互作用が重要であるという認識を得ました**。また、ゴードンは二〇〇五年に、ノトバイオート技術を用いて、糖鎖を分解する腸内細菌の一種を無菌マウスに移植することにより、食事に含まれる食物繊維などから腸内細菌が栄養を得ていることを示しました。

■腸内細菌と肥満

一方で、ゴードンは次世代シーケンサーを駆使したヒトの腸内細菌叢の研究を進めていました。糞便からＤＮＡを抽出して網羅的に塩基配列を決定すると、どのような細菌の種類があり、相対的にどのような細菌が多いか少ないかがわかります。例えば、太った人とそうでない人の腸内細菌叢を、バイオインフォマティクス◆4を駆使して比較することにより、それぞれに特徴的な細菌を同定することが可能となります。このような研究により、ゴードンは二〇〇六年に、腸内細菌と肥満との関係について論文を発表しました。遺伝子改変により肥満症を示すマウスの腸内細菌叢は、スリムなヒトや、遺伝子改変を行っていない野生型マウスと異なり、〝肥満腸内細菌〟が多く、食物からより多くのエネルギーを取り出すことができるのです。つまり、**肥満するかどうかに食習慣だけでなく、腸内細菌の様態もかかわるということが明らかになりました。**

さらにゴードンは、どのような腸内細菌叢の差異が肥満をもたらすのかを調べようと考えました。そこで、前述のノトバイオート技術を用いることになったのです。なぜなら、無菌マウスに「特定の細菌あるいは細菌叢を植え付ける」ことによって、個体レベルでの影響を厳密に検証することが可能となるからです。**実際に、ゴードンらが無菌マウスの腸内に〝肥満菌〟を植え付けると、〝痩せ菌〟を植え付けたマウスよりも肥満になったのです！**　この研究を契機として、腸内細菌叢と種々の病気の関係を調べる研究がブレイクすることになりました。ゴードンは、まさに最先端の科学技術を融合することによって、新たな分野を切り拓いたといえるでしょう。

腸内細菌は自閉スペクトラム症にも関係する

さて、現時点で確定的なことをいうのは難しいのですが、自閉スペクトラム症（ASD）と腸内細菌も関係する可能性について注目されています。例えば、自閉スペクトラム症の方の腸内細菌のバリエーションは健常者よりも少ないという報告があります。ただし、これは自閉スペクトラム症の特質の一つとしてこだわり・常同性（同じ動作を繰り返すこと）があるので、その〝結果〟であるという可能性もあります。自閉スペクトラム症の方では、食べ物の好き嫌いが激しかったり、特定の種類の食べ物のみを食べ続けたりする傾向が知られているからです。一方、自閉スペクトラム症のモデルマウスにおいて、健常者由来の細菌を補充すると、行動障害に顕著な変化が生じることも報告されているので、腸内細菌が〝原因〟である可能性も否定はできません。

■免疫細胞が腸と脳をつなぐ

第4章で、発達期のシナプス刈り込みが正常な神経回路の形成に必須であることについてお話ししました。このときに働くのが、脳の中の免疫細胞ミクログリアであることもお伝えしています。このことから考えられる推測として、脳と腸内細菌を繋いでいるのは、免疫系の細胞なのでしょうか？

神戸大学大学院医学研究科の内匠透（たくみとおる）は、さまざまな角度から自閉スペクトラム症の研究を行ってきた第一線の基礎医学研究者です。内匠らはＢＴＢＲという系統のマウスに着目しました。この系統のマウスは、原因のわからない突発性（idiopathic）の自閉スペクトラム症のモデルとして知られています。ＢＴＢＲマウスの行動を調べてみると、社会性が低下している、同じ行動がくり返されるなどの症状（専門用語では「表現型」ともいいます）を示すとともに、免疫系にも異常があることがわかっていました。またヒトを対象とした疫学研究からも、妊娠期に感染症にかかった妊婦から生まれた子どもでは、自閉スペクトラム症のリスクが上がることも定説となっています。

■自閉スペクトラム症モデルマウスの研究

内匠らは、そもそも脳に留まる免疫細胞であるミクログリアが、発生過程において体内のどこから来るのかをマウスを用いて調べました。単一細胞 RNA-seq 法◆5を用いて、免疫系の細胞のもととなる「血球」そのものがつくられる二つの領域、すなわち胎仔を包む膜である卵黄嚢と、腎臓や生殖腺が発生する領域（ＡＧＭ）に着目しました。その結果、体の中を

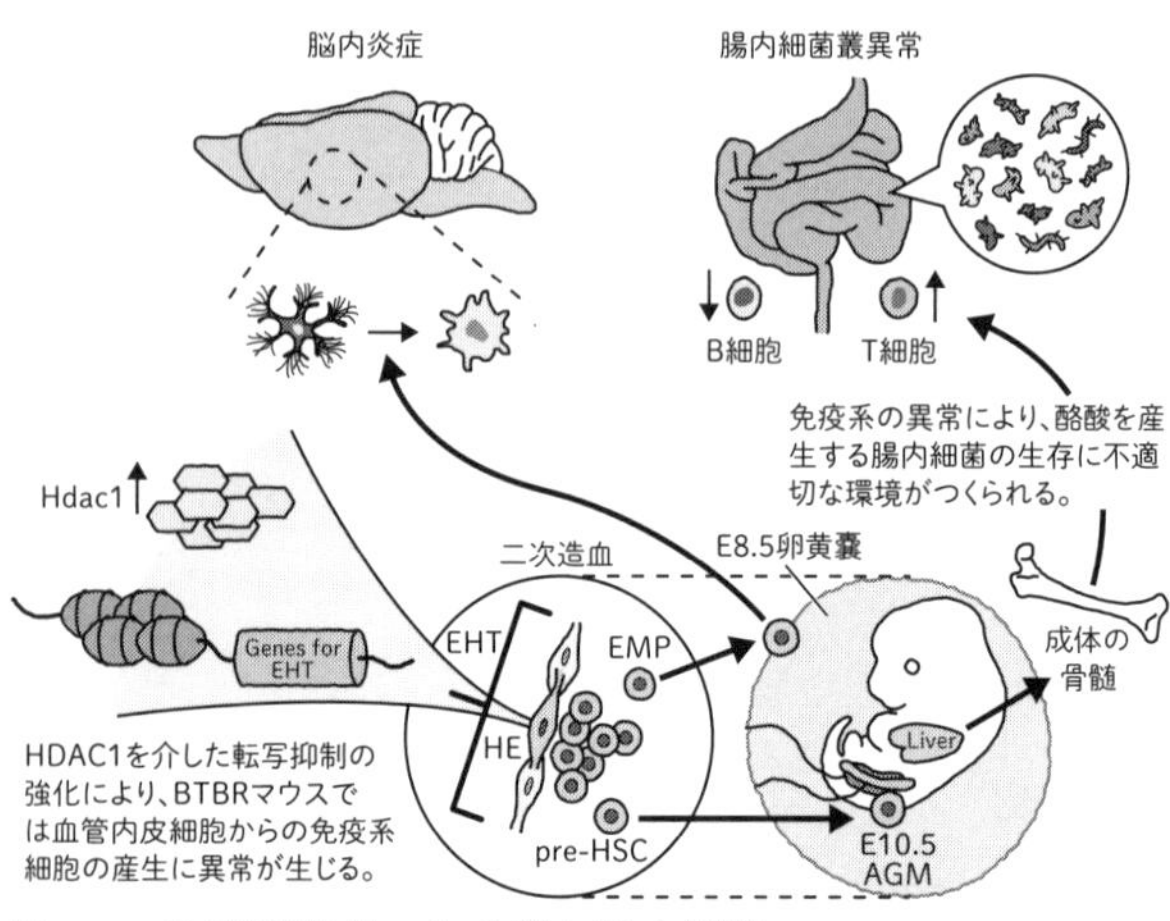

図5-9　免疫細胞がつなぐ脳と腸内細菌

EHT：血管内皮細胞から造血幹細胞の産生への過程、HE：造血性内皮、EMP：赤血球・骨髄球系前駆細胞、pre-HSC：AGMの前造血幹細胞
▶Lin CW, et al：Mol Psychiatry, 27：3343-3354, 2022より引用。

巡るマクロファージは腎臓や生殖腺が発生する領域に由来するのに対し、**脳内に侵入する免疫細胞、すなわちミクログリアは、卵黄嚢に由来することがわかりました**（第4章図4-6参照）。

次に内匠らは、BTBRマウスと普通のマウスの免疫細胞で働く遺伝子プロファイルを比較してみました。すると、エピジェネティクスに関係するHDAC1（ヒストン脱アセチル化酵素）の遺伝子が浮かび上がりました。これにより、自閉スペクトラム症のモデルであるBTBRマウスでは、遺伝子発現制御にかかわるHDAC1の機能亢進が生じ、**これがマクロファージやミクログリアの増加につながって、〝免疫系の暴走状態〟となっていることが示唆されました**。HDACの酵素機能を阻害する薬物をBTBRマウスに投与すると、確かに脳内の免疫暴走状態を減少させることができました。

この研究により、突発性自閉スペクトラム症モデルのＢＴＢＲマウスでは、胎仔期に生じたエピジェネティックな変化により、末梢での免疫系の異常の結果として腸内細菌叢様態が変化しているとともに、脳内のミクログリアの異常による神経発達の障害が起きていると考えられます（**図5-9**）。

■自閉スペクトラム症治療への応用をめざして

もし、このメカニズムがヒトでも同様だとわかれば、将来的に、エピゲノムに変化を与える薬物を用いることによって、腸内細菌叢の様態を変えることができるかもしれません。そのようなエピゲノムドラッグが自閉スペクトラム症の予防薬や治療薬となる可能性はありえるでしょう。ただし、自閉スペクトラム症の症状は多様で一人ひとり異なる特徴があり、その背景となる原因が多々、存在することは疑いがありません。したがって、それぞれの特性に対応した自閉スペクトラム症の精密医療（precision medicine）を発展させるためには、発症メカニズムに応じた自閉スペクトラム症サブタイプの分類が必須であるといえます。また、多様な自閉スペクトラム症の症状のなかで、本人や周囲が困っているわけではない部分について「治療」の対象とすることは不適切と考えられます。これからの医療開発には、「当事者の視点」も重要です。

5 新型コロナウイルス感染症による嗅覚障害

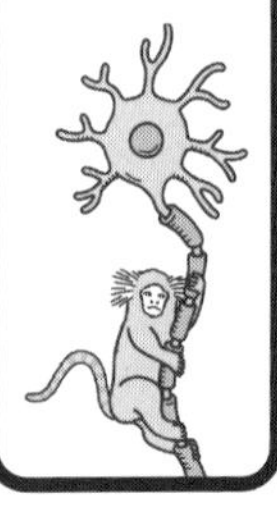

新型コロナウイルス（SARS-CoV-2）による感染症（COVID-19）は、本書執筆時点で第8波が収まったものの、まだ先行きは見通せない状況です。当初、COVID-19は重症の肺炎や血栓が最も重篤な症状でしたが、変異したオミクロン株の流行以降は減少しています。ところで、COVID-19では当初より嗅覚機能の喪失がよく報告されていますが、これはどのようにして生じるのでしょうか？

嗅覚を感じるのは鼻腔の奥に位置する嗅上皮に存在する「嗅細胞」です。感覚ニューロンである嗅細胞の細胞膜上には、種々の種類の「嗅覚受容体」とよばれるタンパク質があり、匂い分子が結合すると、その刺激を「嗅球」とよばれる中枢に伝えます（**図5-10**）。嗅覚受容体は、ヒトでは約四〇〇種類、マウスでは一〇〇〇種類以上あり、さまざまな匂い刺激を感知しています。一方、鼻の粘膜は外界に接しているので、再生力が強いことが知られています。つまり、嗅上皮では一種の「ニューロン新生」が生じています。

COVID-19の感染患者や実験動物によるこれまでの研究によって、嗅上皮の支持細胞や

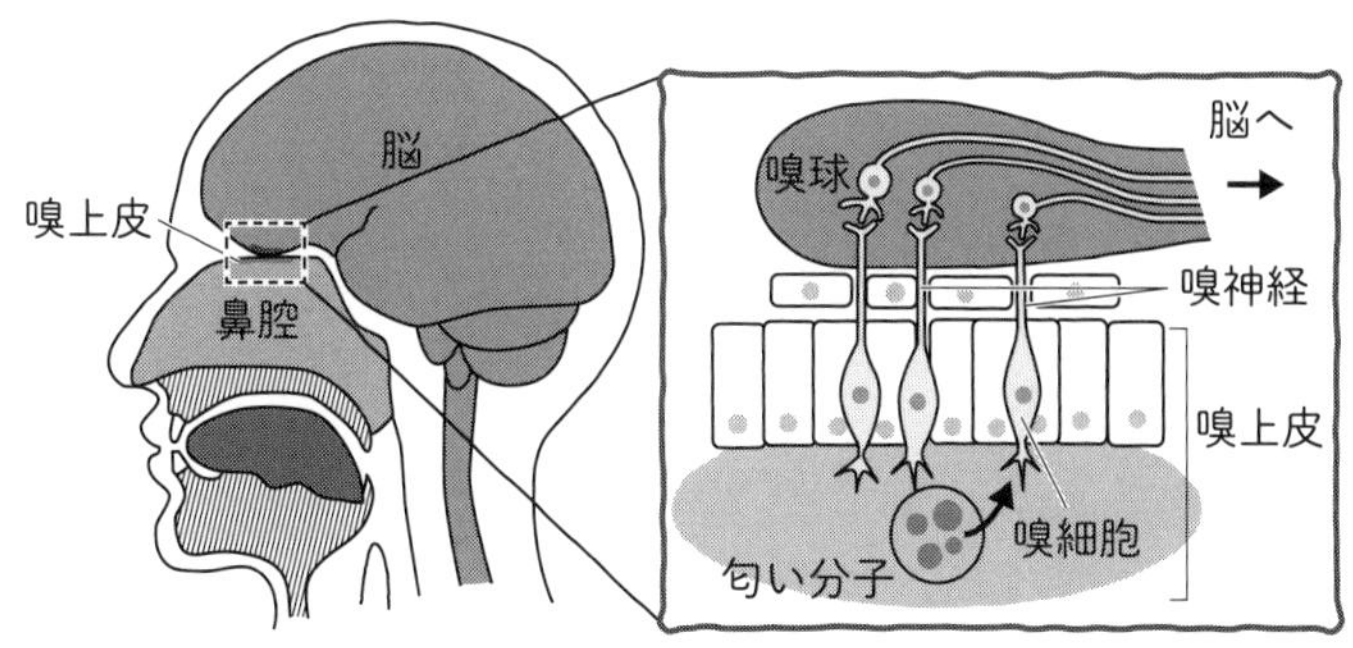

図5-10　嗅覚が伝わるしくみ

匂い分子が嗅細胞（ニューロン）の嗅覚受容体に結合すると、その刺激が嗅球を経て脳に伝わる。嗅覚細胞の軸索を嗅神経とよぶ。

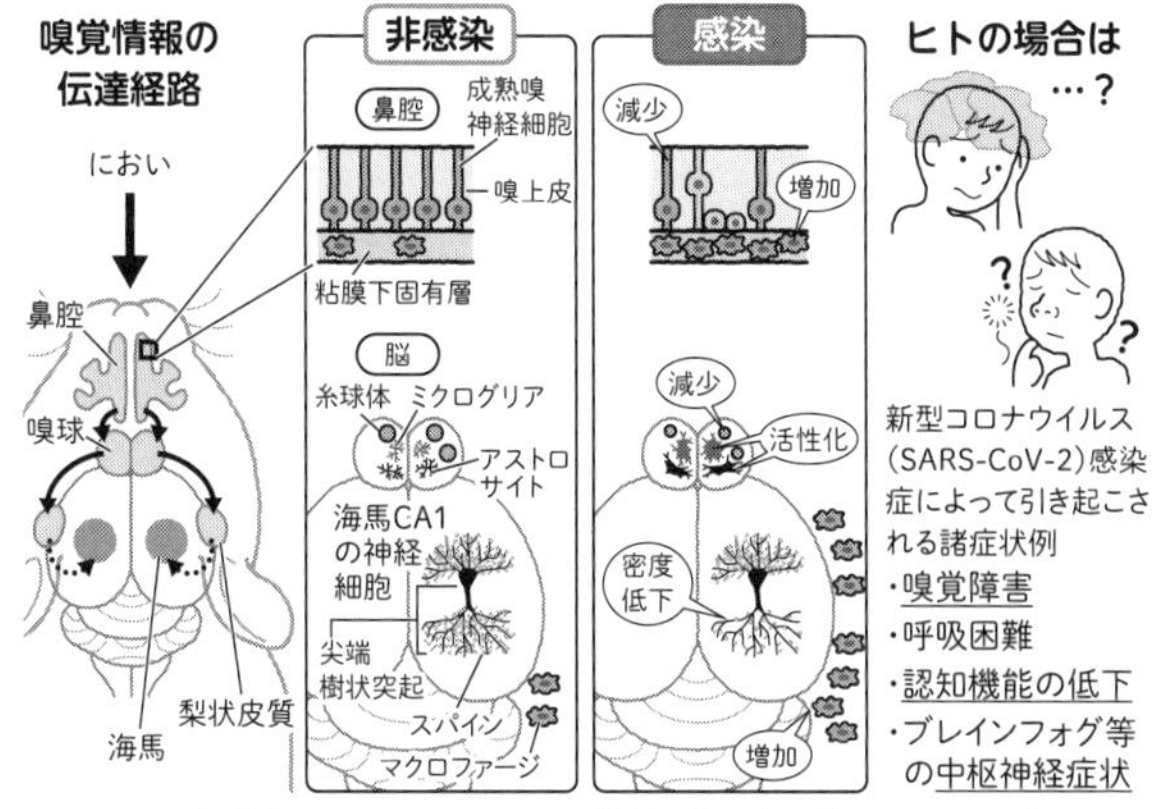

図5-11　新型コロナウイルス感染時に細胞レベルで起きている変化（ハムスターの場合）

▶Sysmex：新型コロナ感染が嗅覚関連の認知機能や記憶に影響を与える可能性－東大ほか（https://www.sysmex-medical-meets-technology.com/_ct/17536601）をもとに作成。

嗅覚細胞にSARS-CoV-2ウイルスが感染することが示されました。SARS-CoV-2ウイルスが支持細胞へ感染すると、嗅覚上皮には免疫系の細胞が浸潤（しんじゅん）し、いわゆる「炎症性サイトカイン」とよばれる分子が多数放出され、炎症が誘発されます。また、嗅覚受容体や嗅覚にかかわるシグナル伝達分子の発現が低下し、嗅細胞がダメージを受け、嗅細胞の表面にある匂い分子をキャッチする線毛が喪失されることがわかってきました。**嗅細胞が機能不全に陥ると、嗅球にあるドパミンニューロンの数が減少し、シナプスからの入力が減少します**。こうして、匂いを感じにくくなってしまうのだと考えられます。

嗅覚の機能障害は、感染後三〜四週間かけて回復することが一般的です。これは、幹細胞から嗅細胞（ニューロン）が分化するのに時間が必要だからです。でも、ダメージが大きいと幹細胞にも被害が及んでしまうため、**嗅細胞の再生が悪くなり、嗅覚障害が長期に渡って生じることがありえるのです。また、嗅球が萎縮してしまうこともあります**。

さらに、嗅球より上位で嗅覚処理を行う海馬などでも、ウイルス感染による炎症にともなってミクログリアやアストロサイトの活性化が生じます。COVID-19の影響が長く続く「long COVID」の症状として、「ブレインフォグ（頭に霧がかかったようにぼうっとした状態）」が続くことも指摘されています（**図5-11**）。単なる風邪やインフルエンザとは異なるCOVID-19の影響については、今後もさらなる研究が必要と考えられます。

6 ブレインテック最前線

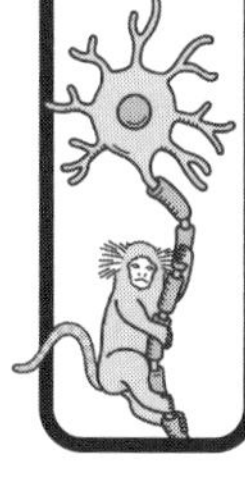

電気自動車のテスラを開発したイーロン・マスクの名前を聞いたことは多いと思います。最近ではTwitterの買収でも話題になったマスクは、二〇一六年にNeuralinkという会社を設立しました。この会社はブレイン・マシン・インターフェース（ＢＭＩ）という技術に着目し、脳とコンピューターを「つなげる」機器やプログラムの開発をめざしています。

念じてものを動かすことができる!?

ＢＭＩとは、脳に電極を直接、埋め込んで脳活動を計測し、脳へ刺激を与えたりすることにより、脳と機械を仲介する技術です。脳とコンピュータをつなぐ場合もあるので、ブレイン・コンピュータ・インターフェース（ＢＣＩ）とよばれることもあります。ＢＭＩはどのような状況で役に立つかというと、例えば、事故によって脊髄損傷となり、手足を動かすことができなくなった方が、自立的な生活を送る支援となります。自分でテレビを点けたり、誰かにメッセージを送りたいと思ったときに、いわば〝念じる〟ことによって機械やコンピュータを操作することができれば、若干でも他人の介助を減らし、自己肯定感を向上させることができると考えられます。実際、アメリカで半身不随の方がＢＭＩを埋め込まれてから五年かけて、ファイナルファンタジー14をプレイすることが可能となった様子がYouTubeに投稿されています。

脊髄損傷や脳卒中の治療として、ｉＰＳ細胞や神経幹細胞などを移植することも試みられていますが、この場合、損傷が生じてから一定の期間内に手術することができないと、機能回復は困難です。したがって、高齢化社会においてリハビリテーションはこれまで以上に重要となりますが、ＢＭＩはそのような医療テクノロジーの一つです。自身が医師であり、小児麻痺が原因で車椅子生活者でもある東京大学先端科学技術研究センターの熊谷晋一郎は、「ディサビリティvsインペアメント」という言葉で、障がいが当人の内側に存在するものか、制度やシステムなど外側の問題なのか、という意識啓発に取り組んでいます。今後、身体的障がいをもつ方が自立的に活動することを助けるＢＭＩ／ＢＣＩがますます発展することは想像に難くありません。

ＢＭＩはニューロテック、あるいはブレインテックとよばれるイノベーション分野のなかで、最も歴史があります。現時点では、頭蓋骨を開けて脳に電極を埋め込むという〝侵襲的〟な措置が必要な技術が主流となっています。一方、最近になって、精神機能への働きかけにブレインテックを応用する動きも活発となっています。この場合は基本的に、〝非侵襲的〟なテクノロジーを応用することが想定されています。

脳機能の計測に関して、大型の装置であるｆＭＲＩを用いることは第1章で説明しました。実は、より簡単に〝脳の状態〟を知る方法として、歴史的にはより古い「脳波測定」という技術があります。こちらも昔は大掛かりな装置でしたが、**今はヘッドセット型のものが次々と開発され、個人が簡便に装着して記録をとり、ＡＩを用いた解析によって、自分の脳活動の状態を知ることが可能となりました**。

例えば、大きなストレスに曝されるプロアスリートが、リラックスして集中力を高めることを目的として、自身の脳活動を計測し、またそれを自律的にコントロールするトレーニングを行うというようなことができるのです。複数の人々が同時に計測して、チームとしてのパフォーマンスを向上させるなどの応用もあります。

ブレインテックが広げる人間の可能性

ブレインテックを応用して、**人間のもつ能力をエンハンス（拡張）するという方向性も模索されています**。例えば、東京大学先端科学技術センターの稲見昌彦は、感覚や知覚などの生理的知見をもとに、デバイス技術や情報技術を駆使することにより、新たな「人機一体」のシステムの構築をめざした研究を展開しています。例えば、〝第六の指〟をもつと、人間の脳はどのように変化し、新しい認知と運動出力を生み出すのか、基礎的な神経科学研究としても、あるいは、ゲームなどへのエンターテイメントへの応用なども期待される分野です。ヴァーチャルリアリティ（VR）やオーギュメンテッドリアリティ（AR）を取り込むこともまた、広い意味でのブレインテックといえるでしょう。東北大学で医学を学び、マサチューセッツ工科大学や理化学研究所でサルを用いたシステム神経科学の基礎研究を行ってきた藤井直敬は、VR技術を応用した会社を立ち上げた後、「脳科学とテクノロジーの融合によるブレインテックの産業化とそのエコシステム創造」をめざしてブレインテックコンソーシアム（BTC）という組織を設立し、この分野に興味をもつ研究者、企業、市民を巻き込んだプラットフォームを構築しつつあります。筆者は稲見とともにBTCの理事の1人として参画しています。

藤井は今後、スポーツや芸術、教育などの分野において、ブレインテックが重要になると予測しています。例えば、自分自身の集中度が高まっているタイミングを知ることにより、そのような時間帯などに合わせて勉強すると、勉強の効率がよくなったり、集中力を維持できる、あるいは、そのような〝ゾーン〟に入るための自分なりのメソッドを獲得できる、というようなことがあれば、学びの場に役立つでしょう。

一方、東京大学ニューロインテリジェンス国際研究機構国際高等研究所の長井志江は、自閉スペクトラム症の特性をもった方の認知が、一般の方とどのように異なるのかを体験できるＶＲシステムを開発し、市民の理解を得ることへ応用しています。自閉スペクトラム症の特徴として、社会性や常同行動（同じ動作を繰り返すこと）が取り上げられることが多いですが、実際には当事者の〝困りごと〟としては、そのような面よりも、感覚過敏や注意欠陥などがあげられます。**自閉スペクトラム症の当事者にとって、世界がどのように煩すぎるのかについて、一般市民がＶＲ体験することは、自閉スペクトラム症の方々を受け入れやすい包摂的な社会になるために必須といえます。**

コミュニケーションを助けるブレインテックの開発

二〇二一年度、二〇二二年度に、日本の科学研究の大型予算の一つとして「ムーンショット型開発研究制度」が立ち上げられました。この研究制度は、「我が国発の破壊的イノベーションの創出をめざし、従来技術の延長にない、より大胆な発想に基づく挑戦的な研究開発を推進」するとされていますが、九つの目標のうち、目標１「身体、脳、空間、時間の制約からの開放」および目標９「こころの安らぎや活力を増大」は、神経科学が大きくかかわる研究分野といえます。

東北大学大学院生命科学研究科の筒井健一郎は目標９のプロジェクトマネージャーとして「多様なこころを脳と身体性機能に基づいてつなぐ〈自在ホンヤク機〉の開発」という研究

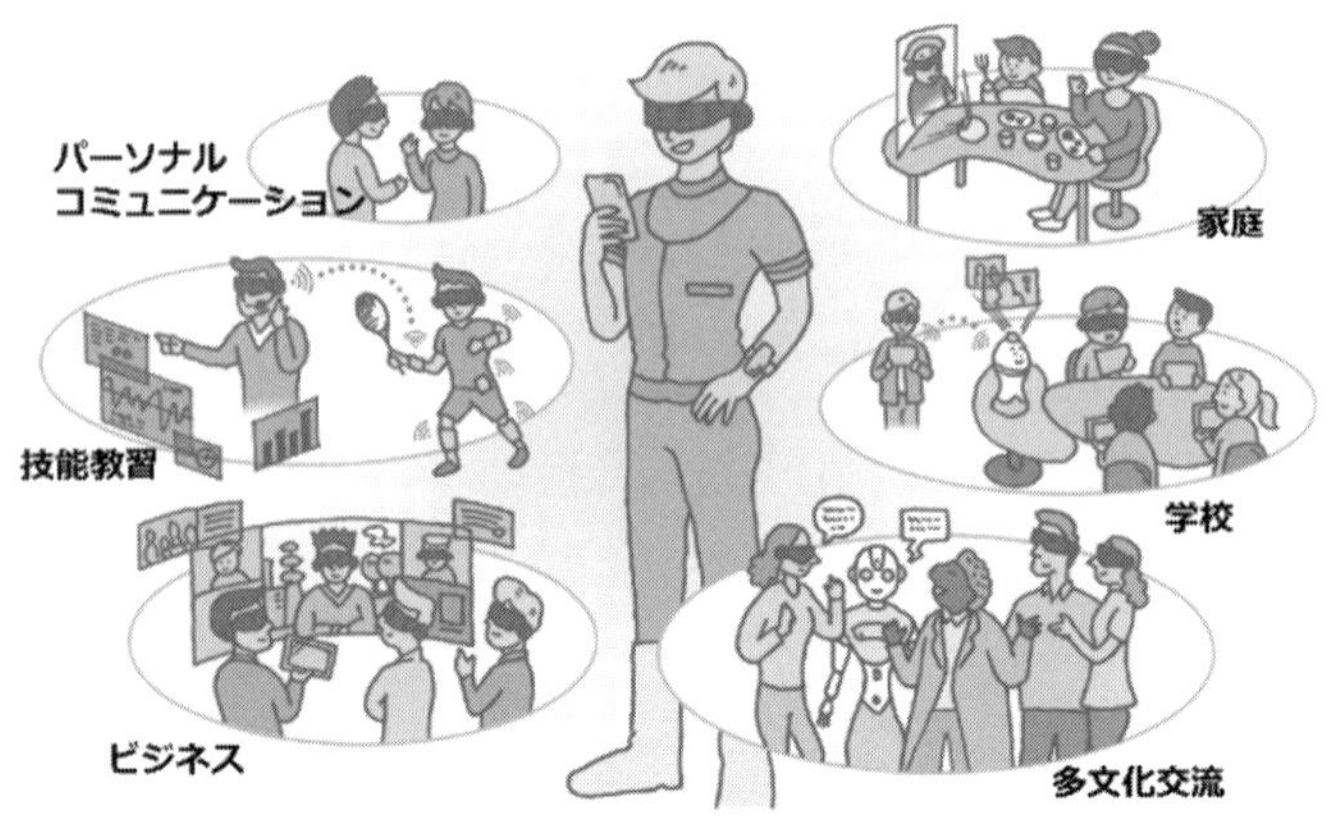

図5-12　ムーンショット研究

ゴーグル型やスマートフォン型のデバイス、プロジェクションマッピング、支援ロボットなどのかたちをとり、さまざまな場面で、言語、および非言語（映像・音声、身体感覚など）のマルチモーダルな支援によってユーザーの負担を軽減し、円滑なコミュニケーションを実現する。

▶ムーンショット型研究開発事業：目標9　研究開発プロジェクト 多様なこころを脳と身体性機能に基づいてつなぐ「自在ホンヤク機」の開発（https://www.jst.go.jp/moonshot/program/goal9/92_tsutsui.html）より引用。

開発目標を掲げ、神経科学・分子生命科学、VR／AR・ロボット工学の分野を融合した研究を推進することにより、相互の〝こころ〟のありように合わせて理解と共感を生み出すプロジェクトを開始したところです（**図5-12**）。例えば自閉スペクトラム症の方と、いわゆる「定型発達者」との間でのコミュニケーションを〝ホンヤク〟するデバイスがあれば、よりよい相互関係を構築できるかもしれません。

稲見や長井、前述の熊谷らとともに、筆者も微力ながらこのプロジェクトにELSI（倫理・法的・社会的課題）の側面からかかわっています。社会の複雑性が加速するなか、「自在ホンヤク機」が、多様な人々の間の言語および非言語コミュニケーションを支援することにつながることを期待しています。

Tips

◆1 **チャネルロドプシン（ChR2）**：緑藻類の一種であるクラミドモナスは、光を感知して動く性質があります。クラミドモナスが光を感じてそのシグナルを伝える入り口となるのが「チャネルロドプシン（ChR2）」という光感受性のイオンチャネルです。イオンチャネルは、細胞膜上に存在するタンパク質で、刺激に応じて〝穴〟の部分にイオンが入り込みます。ChR2の場合は、四七〇ナノメートルの青い波長に反応してナトリウムイオンを細胞内に流入させます（図5-2）。

◆2 **子宮内電気穿孔法**：子宮内電気穿孔法は、発生途中のマウス胎仔に任意の遺伝子を導入する手法として用いられています（図5-4）。妊娠マウスに麻酔下で開腹手術を行い、子宮内で発生する胎仔に細いガラス針を刺してDNAやRNAを含む核酸液を微量注入します。その後、パルス電流をかけることによって、瞬間的に細胞膜に穴が開き、核酸液が細胞内に入ります。その結果、DNAから転写・翻訳が生じることによって目的とする遺伝子の機能を増強したり、あるいはmRNAの機能を阻害するRNA干渉法により目的の遺伝子の働きを阻害することができます。いわゆるノックアウトマウスなどを作製するよりも、簡便に遺伝子操作を行うことが可能です。

実は電気穿孔法のルーツは筆者の所属する東北大学にあります。当時、加齢医学研究所の仲村春和（現東北大学名誉教授）が、まずニワトリ胚の脳原基に対して利用したものを、筆者らは直ちにマウスの全胚培養法と組み合わせて哺乳類に応用しました。さらに、京都大学の斎藤哲一郎（現千葉大学教授）らが二〇〇一年に子宮内手術と組み合わせたことにより、全胚培養装置の必要がない子宮内電気穿孔法は、現在は世界中でマウスなどに応用されています。この手法は、脳の原基、すなわち神経管の中に目的の遺伝子DNAを含む液体を微量注入し、胚に電気パルスを与えることによって、細胞膜に一瞬、穴が開き、DNAが細胞内に侵入するという原理を利用しています。しかも、DNAはマイナスに荷電しているので、プラス電極の方にDNAが入ることになるので、目的の脳領域を〝狙い撃ち〟することも可能なのです。日本発の技術が世界に広がった事例の一つです。

◆3 **次世代シーケンサー**：次世代シーケンサーは、二一世紀の生命科学を大きく発展させた装置です。ワトソン・クリックのDNA二重らせんモデルの発表から半世紀後の二〇〇三年に終了したヒトゲノム計画は、国家プロジェクトとして巨額を投じ、十年をかけてたった1名のヒトのゲノム全体を明らかにしましたが、現在では、次世代シーケンサーを用いれば、一晩で数名のゲノムの塩基配列を解析することが可能です。コストも一人分が十万円を切る時代となりました。二〇世紀の研究では、特定の遺伝子やタンパク質の機能を調べるのが主流でしたが、現在では、網羅的・包括的な解析が主流となっています。腸内細菌叢全体からＤＮＡを抽出して次世代シーケンサーで解析すれば、どのような遺伝情報、すなわち塩基配列の細菌が存在するのか、種類や量が推定できるのです。次世代シーケンサーの他の応用としては、海水のサンプルを網羅的に解析して、海の中の生物全体を明らかにする「環境ＤＮＡプロジェクト」なども行われるようになってきました（例えばANEMONE プロジェクト）。

◆4 **バイオインフォマティクス**：次世代シーケンサーで得られるのは膨大なデータです。このようなデータを上手く扱えるようになったことも、生命科学全体を大きく発展させました。広くいえば「情報科学・データ科学」ですが、そのなかでも生命科学系のデータを扱う分野がバイオインフォマティクス（生物情報学）です。日進月歩のこのテクノロジー無くしては、二一世紀の生命科学は成り立ちません。

◆5 **単一細胞 RNA-seq 法**：さまざまなビッグデータが、今や、たった細胞一個から得られることもまた、二一世紀の生命科学の方向性を大きく変化させつつあります。かつては肝臓、腎臓など、臓器をすりつぶしてＲＮＡを抽出し、最初は特定のｍＲＮＡが含まれているかどうかを検出していました。その後、ｍＲＮＡの総体を明らかにすることが可能となり（RNA-seq）、それをたった一個の細胞でできるようにしたのが単一細胞 RNA-seq（scRNA-seq）です。この技術は、流体工学をベースにしたデバイスが開発されたことによって可能になったもので、バラバラにした細胞一個ずつから細胞の性質を明らかにできるようになりました。現在、このテクノロジーでヒトの三七兆個のすべての細胞の遺伝子発現を明らかにする国際連携プロジェクト（Human Cell Atlas）も進められており、日本からも大きな貢献がなされています。

参考文献

- 「こころ」はどうやって壊れるのか　最新「光遺伝学」と人間の脳の物語」（カール・ダイセロス／著　大田直子／訳）、光文社、二〇二三
- 「ネアンデルタール人は私たちと交配した」（スヴァンテ・ペーボ／著　野中香方子／訳）、文藝春秋、二〇一五
- Pinson A, et al : Human TKTL1 implies greater neurogenesis in frontal neocortex of modern humans

than Neanderthals. Science, 377：eabl6422, 2022

- 「内臓感覚 脳と腸の不思議な関係」（福土　審／著）、ＮＨＫ出版、二〇〇七
- nature.com：Milestones in human microbiota research https://www.nature.com/immersive/d42859-019-00041-z/index.html（二〇二三年六月閲覧）
- Youtube：Final Fantasy XIV Played with Brain Implants https://www.youtube.com/watch?v=WjNHkRH0Dus（二〇二三年六月閲覧）
- ブレインテックコンソーシアム　https://brain-tech.jp/（二〇二三年六月）
- 「当事者研究　等身大の〈わたし〉の発見と回復」（熊谷晋一郎／著）、岩波書店、二〇二〇
- ムーンショット型研究開発事業：ムーンショット目標１ https://www.jst.go.jp/moonshot/program/goal1/index.html（二〇二三年六月閲覧）
- ムーンショット型研究開発事業：ムーンショット目標９ https://www.jst.go.jp/moonshot/program/goal9/index.html（二〇二三年六月閲覧）
- ムーンショット型研究開発事業：目標９　研究開発プロジェクト 多様なこころを脳と身体性機能に基づいてつなぐ「自在ホンヤク機」の開発　https://jizai2050.org（二〇二三年六月閲覧）
- ANEMONEプロジェクト　https://anemone.bio（二〇二三年六月閲覧）
- Human Cell Atlas　https://www.humancellatlas.org/（二〇二三年六月閲覧）

おわりに

本書の執筆依頼を受けたのは、二〇二二年の三月に日本生理学会が東北大学を会場に開催されたときでした。学会一日目にM七・四の福島県沖地震があったのですが、学会は続行。教養部のある川内北キャンパスの講義室で教育講演を行った後に、羊土社編集部の金子　葵さんがご挨拶に来られました。『小説みたいに楽しく読める』シリーズの第四弾として企画を考えているとのお話を伺い、その熱意に賛同してお引き受けすることになりました。

本は読むのも書くのも好きなので、再度、自分の脳科学の知を体系付けるために楽しみながら執筆しましたが、とはいえ、きちんと出典を探したり、わかりやすい図や文章を考えたりするのには、想定以上に時間もかかりました。なお本書執筆中の嬉しいエピソードとして、本書で取り上げた科学者がノーベル賞や日本国際賞（ジャパンプライズ）を受賞しました！制作担当にさらに増本奈津美さんも加わり、とても丁寧に本書をブラッシュアップしてくださったこと、またデザイナーの鳥山拓朗さんには素敵な装幀をデザインしていただき心から感謝申し上げます。

本書の構想や再校段階で、京都工芸繊維大学の野村　真教授、関西大学の石津智大教授、慶應大学の新　幸二准教授には、種々、ご示唆をいただきありがとうございました。

先週末、Ｇ７科学技術大臣会合が仙台郊外の秋保で開催されました。「信頼に基づく、オープンで発展性のある研究エコシステムの実現」をメインテーマとして議論がなされ、共同声明として、「オープン・サイエンスの推進」、「信頼ある科学研究の促進」、「科学技術国際協力」が発出されました。本書を上梓することもまた科学を支える小さな営みと筆者は考えるしだいです。

科学は人々の生活を支える基盤であると同時に、エンターテイメントでもあると思います。本書を読み終わった皆さんの心に少しでも残るものがあれば本望です。

久しぶりに青葉まつりがフル開催される仙台にて

二〇二三年五月

大隅典子

脳 …… 35
脳幹 …… 32
脳室下帯 …… 81
脳室下帯外層 …… 178
脳室帯 …… 81
脳神経 …… 36
脳神経核 …… 34
脳脊髄 …… 36
脳―腸相関 …… 11
脳波測定 …… 203
脳胞 …… 76
脳梁 …… 14
ノトバイオート …… 191

は

パーキンソン病 …… 157
バイオインフォマティクス …… 193, 208
胚性幹細胞 …… 101
胚盤胞 …… 75
背腹軸 …… 89
バクテリオロドプシン …… 169
梯子状神経 …… 45
発火 …… 67

ひ

光遺伝学 …… 164
微細線維 …… 122
皮質板 …… 96
尾状核 …… 151
微小管 …… 122
微小管結合タンパク質 …… 123
非侵襲的 …… 22
非対称分裂 …… 83, 145, 177
非陳述記憶 …… 39
ヒドラ …… 44
標的細胞 …… 111

ふ

副交感神経 …… 38
プルキンエ細胞 …… 58, 134
ブレイン・コンピュータ・インターフェース …… 201
ブレインテック …… 202
ブレイン・マシン・インターフェース …… 201
分化 …… 74
分子生物学 …… 164
吻尾軸 …… 89
分泌因子 …… 91
分離脳 …… 111

ほ

放射状移動 …… 96
放射状グリア …… 82, 86, 126, 145, 175, 178
放射対称 …… 47
ホムンクルス …… 23
ホモ接合変異 …… 122
ホヤ …… 46
ポリコームタンパク質 …… 95

ま行

膜電位 …… 65
マクロファージ …… 126, 159, 189
末梢神経 …… 35
ミクログリア …… 56, 126, 133, 189, 195
ミトコンドリア …… 57
無菌マウス …… 192
無髄神経 …… 69

や行

有髄神経 …… 69
陽電子放出断層撮影 …… 155
抑制性シナプス …… 66
抑制性ニューロン …… 100

ら行・わ

卵黄嚢 …… 133, 159, 195
ランビエ絞輪 …… 69
リーリン …… 98
リガンド …… 87
両側対称 …… 47
菱脳胞 …… 76
臨界期 …… 139, 140
リン脂質 …… 60
ルネ・デカルト …… 10
レチノイン酸 …… 92
老化 …… 153
ワーキングメモリ …… 39

神経前駆細胞……126
神経堤……75
神経堤細胞……80
神経伝達……54
神経伝達物質……65
神経伝達物質受容体……65
神経突起……105
神経発達障害……146
神経板……75
神経誘導……78
神経誘導因子……79
侵襲的……23
深層ニューロン……93
振動……129

す〜そ

随意運動……32
髄液検査……155
髄鞘……56, 68
髄膜……13
ストライプ・アッセイ……113
成長円錐……106
精密医療……197
脊索動物……46
脊髄……35
脊髄神経……36
脊髄神経節……104
節後線維……38
節前線維……38
接線方向……100
セマフォリン……109
前後軸……89
浅層ニューロン……93
前頭前野……30
前頭葉……23, 30
前脳胞……76
側頭葉……29, 31
ソニック・ヘッジホッグ……90

た

対称分裂……84
体性神経系……36
大脳回……13
大脳化指数……49
大脳基底核……31, 100
大脳溝……13
大脳半球……30
大脳皮質……176
大脳辺縁系……32
タイムラプス観察……105, 122
タウ……105
タウタンパク質……156
タスク……28
脱上皮……102
脱髄疾患……70
脱分極……67
短期記憶……39
単一細胞RNA-seq法……208

ち

知的障害……146
チャネルロドプシン……169, 207
注意欠陥・多動性障害……146
中間径フィラメント……122
中心溝……30
中枢化……44
中枢神経……35
中枢神経系……119
中脳……16, 34
中脳胞……76
中胚葉……75, 127, 133
チューブリン……122
長期記憶……39
腸内細菌叢……191
腸内フローラ……191
跳躍伝導……69
陳述記憶……39

て

底板……90
手続き記憶……32
電位依存性カルシウムチャネル……65
てんかん……23
電気シナプス……63
電子顕微鏡……67
転写制御因子……85, 86, 92

と

島……14
頭化……47
統合失調症……137
登上線維……134
頭頂後頭溝……30
頭頂葉……31
動的平衡……62
ドコサヘキサエン酸……61

な・に

内側眼窩前頭皮質……28
内胚葉……75
内部細胞塊……75
二元論……10
二胚葉性……44
ニューロテック……202
ニューロピリン1……110
ニューロフィラメント……122
ニューロン……53
ニューロン産生……128
ニューロン新生……82, 143, 145, 153
ニューロン説……59
認知症……153

ね・の

ネスチン……122
ネトリン……108

外胚葉……75, 127
蓋板……92
解剖……12
化学遺伝学……169
化学シナプス……63
化学親和仮説……113
下丘……34
核……57
核酸……60
核磁気共鳴……21
カスパーゼ……137
活動電位……65
滑脳症……172, 173
カハール・レチウス細胞……96
過敏性腸症候群……189
過分極……67
刈り込み……134
顆粒細胞下帯……145
顆粒細胞層……145
感覚記憶……39
感覚神経……36
感覚ニューロン……59
還元ヘモグロビン……27
感受性期……140
間脳……34, 77
眼優位性……141

き～け

記憶……39
機能結合……151
機能的磁気共鳴画像法……27
嗅覚受容体……198
嗅球……198
嗅細胞……198
嗅上皮……198
旧皮質……32
橋……33, 35
極性……104
グリア細胞……55, 126
グルタミン酸作動性ニューロン……122
クローン標識法……101
原基……74
言語中枢……29, 31

こ

交感神経……38
高次脳機能……31
抗体……156
後頭葉……31
後脳胞……76
興奮性シナプス……66
興奮性ニューロン……100
コード領域……184
黒質……16, 157
骨形成タンパク質……79
骨相学……19
コラプシン……110
コリン作動性神経……38
コレステロール……60
コンピュータ断層撮影法……21

さ

細胞外基質……123
細胞骨格……122
細胞骨格関連タンパク質……106
細胞質……57
細胞内小器官……57
細胞膜……56
散在神経……44
三者間シナプス……67

し

視蓋……112
視覚野……141
磁気共鳴画像法……21
子宮内電気穿孔法……174, 207
軸索……54, 106, 108
脂質……60
脂質ラフト……61
視床……32, 34
視床下部……34
次世代シーケンサー……191, 207
シナプス……54, 63, 134
シナプス刈り込み……189
シナプス形成……116
シナプス後細胞……65
シナプス後肥厚部……66
シナプス小胞……65
シナプス前細胞……65
シナプス前神経終末……116
シナプス前部……65
自閉スペクトラム症……51, 137, 146, 194
刺胞動物……44
終脳……77
樹状突起……54
受容体……87
シュワン細胞……69
松果体……10, 34
上丘……34, 113
小脳……32
自律神経系……36
自律神経節……104
シルヴィウス溝……30
新型コロナウイルス……198
神経解剖学……165
神経回路……104
神経核……32
神経管……35, 75, 89, 126
神経幹細胞……81, 121
神経幹細胞（前駆細胞）……177
神経―筋接合部……123
神経新生……82
神経神話……27
神経生理学……165
神経節……38

さくいん

数字

3脳胞……76
5脳胞……77

欧文

A

ADHD……146
αシヌクレイン……157
AR……204
ARA……61
ASD……51, 146

B・C

BCI……201
BMI……201
BMP……79
chemogenetics……169
ChR2……207
COVID-19……198
CR細胞……96
CT……21

D～G

Delta……87
DHA……61
DREADD……169
ES細胞……101
fMRI……27, 152, 203
GABA……142
GABA作動性ニューロン……122
γ-アミノ酪酸……142
genetics……164
gnotobiote……191

I・L～O

ID……146
LIS1……100
molecular biology……164
MRI……21
neurogenesis……143
NMR……21
Notch……87
optogenetics……164
OSVZ……178
outer subventricular zone……178

P・S・T・V・W

PET……155
precision medicine……197
SARS-CoV-2……198
SHH……90, 91
TGF β……92
VR……204
Wnt……92

和文

あ

アインシュタイン……51
アクチン……122
アクティブゾーン……66
アストロサイト……55, 126, 127, 180
アストロサイト産生……128
アセチルコリン……38
アポトーシス……137
アミロイドβ……154
アラキドン酸……61
アルツハイマー病……137, 154

い・う

一次運動野……31
位置情報……89
遺伝学……164
意味記憶……39
インサイドアウト……96, 98, 177
ヴァーチャルリアリティ……204
ウィント……92
運動神経……36
運動ニューロン……59

え

エピゲノム……197
エピゲノムドラッグ……197
エピジェネティクス……94
エピソード記憶……33, 39
炎症性サイトカイン……200
延髄……33, 35

お

オーガナイザー……78
オーギュメンテッドリアリティ……204
オシレーション……129
オプトジェネティクス……164
オリゴデンドロサイト……56, 68, 126, 131

か

介在神経……36
概日リズム……34
外側溝……30
ガイド分子……111
下位脳幹……33
海馬……14

大隅典子（おおすみ のりこ）

東京医科歯科大学歯学部卒、歯学博士。同大学歯学部助手、国立精神・神経センター神経研究所室長を経て、1998年より東北大学大学院医学系研究科教授（現職）。2006年より同大学総長特別補佐、2008年にディスティングイッシュトプロフェッサーの称号授与。2018年より東北大学副学長（広報・ダイバーシティ担当）、附属図書館長を拝命。「ナイスステップな研究者2006」「令和4年度科学技術分野の文部科学大臣表彰　理解増進部門」受賞。2022年に東北大学として「第4回輝く女性研究者活躍推進賞（ジュンアシダ賞）」受賞。第20～22期日本学術会議第二部会員、第23～25期同連携会員。専門分野は発生生物学、分子神経科学、神経発生学。著書に『脳の発生・発達　神経発生学入門』（朝倉書店）、『脳からみた自閉症　「障害」と「個性」のあいだ』（講談社ブルーバックス）、『脳の誕生―発生・発達・進化の謎を解く』（ちくま新書）、共著として『〈自閉症学〉のすすめ　オーティズム・スタディーズの時代』（ミネルヴァ書房）、『理系女性の人生設計ガイド　自分を生かす仕事と生き方』（講談社ブルーバックス）、編著として『個性学入門 ―個性創発の科学―』（朝倉書店）、訳書に『エッセンシャル発生生物学改訂第2版』（羊土社）、『心を生み出す遺伝子』（岩波現代文庫）など。

小説みたいに楽しく読める脳科学講義

2023年 8月15日　第1刷発行
2023年12月25日　第2刷発行

著　者　大隅典子（おおすみのりこ）
発行人　一戸敦子
発行所　株式会社　羊　土　社
〒101-0052
東京都千代田区神田小川町2-5-1
TEL　03（5282）1211
FAX　03（5282）1212
E-mail　eigyo@yodosha.co.jp
URL　www.yodosha.co.jp/
装　幀　羊土社編集部デザイン室
印刷所　日経印刷株式会社

ISBN978-4-7581-2129-3